Gewürze sind gesund

Was sind Gewürze, was ist Gesundheit? Der Autor dieser Schrift braucht sich den Kopf nicht zu zerbrechen, um dem Leser knappe und treffende Definitionen dieser beiden Begriffe zu geben, denn das besorgten vor ihm andere kompetente Leute.

„Gesundheit" wird von der Weltgesundheitsorganisation (WHO) sehr umfassend beschrieben als ein „Zustand vollkommenen körperlichen, seelischen und sozialen Wohlbefindens — nicht nur die Abwesenheit von Krankheit und Gebrechen".

Der Bund für Lebensmittelrecht und Lebensmittelkunde versteht unter Gewürzen „naturbelassene Teile einer Pflanzenart, auch getrocknet und/oder mechanisch bearbeitet, die wegen ihres aromatischen oder charakteristischen Geschmackes oder Geruches als würzende oder geschmacksverbessernde Zutaten zur menschlichen Nahrung geeignet und bestimmt sind".

Meyers 25bändiges Enzyklopädisches Lexikon erläutert unter dem Stichwort „Gewürze": „Teile von Gewürzpflanzen, die frisch oder getrocknet und gemahlen einer Speise zugesetzt werden und durch ihren pikanten oder aromatischen Geschmack den Charakter einer Speise bestimmen oder den Eigengeschmack der Speise betonen, a u c h deren Bekömmlichkeit fördern".

Bei allem Respekt vor einer Enzyklopädie sei angemerkt, daß das im Lexikon nicht gesperrt gedruckte einschränkende „auch" aus guten Gründen durch ein „und" ersetzt werden darf. Gewürze sind nämlich zweifellos gesund, wenn sie in zungen- und magengerechten Mengen verwendet werden.

Daß Gewürze zur Erhaltung und sogar Wiedererlangung der Gesundheit beitragen, lehrt auch ein Blick in die für unser Land gültigen Arzneibücher, das Deutsche Arzneibuch (DAB 8) und das dreibändige Europäische Arzneibuch. Hier sind 21 Arzneipflanzen bzw. Substanzen verzeichnet, die auch als Gewürze Bedeutung haben.

In heißen Ländern, wie Indien, können sich die Menschen ein Leben ohne reichlichen und regelmäßigen Gebrauch von Gewürzen nicht vorstellen. Unter den dortigen hygienischen und klimatischen Bedingungen müssen sich die Verdauungsorgane der Menschen tagtäglich mit pathologischen Keimen auseinandersetzen. Die vielen Sorten Curry und andere aromatisch-scharfe Gewürze helfen ihnen dabei. Einige Gewürze enthalten Substanzen, welche den Wirkungsverlust vitamin-C-haltiger Nahrungsmittel bremsen, andere schützen Fett vor dem Verderb oder wirken aufgrund phenolischer Bestandteile auf natürliche Weise konservierend. Ausgesprochen oxidationswidrig sind Rosmarin, Salbei und Zwiebel, ferner Pfeffer, Muskat, Ingwer, Curcuma, Piment etc. Antibakteriell wirken Senf, Knoblauch, Meerrettich, Zwiebeln usw.

Gut gewürzte Speisen wecken den Appetit und die Verdauungssäfte: Das Wasser läuft im Munde (und im Magen) zusammen. Besonders ältere Menschen mit naturbedingt nachlassender Leistungsfähigkeit von Magen und Darm sollten diese Tatsache beherzigen. Fast ohne Einschränkung sind Gewürze auch für die Krankenkost zu empfehlen. Bei Magen- und Darmkrankheiten sind Scharfgewürze selbstverständlich verboten. Edelsüßpaprika ist hier demnach erlaubt! Wer salzarm essen muß, beherzige das Sprichwort: Gut gewürzt ist halb gesalzen.

Anders verhält es sich bei der Kinderernährung. Da Kinder nämlich auf Geschmacksreize stärker ansprechen als Erwachsene, ist hier mengenmäßig Zurückhaltung geboten. Eine Ausnahme ist Appetitmangel bei Schulkindern, der durch besonders schmackhaft gewürzte Nahrung oft günstig beeinflußt wird.

Wer sich häufig von Fertiggerichten (Büchsenkost) ernährt, dem seien frische, vitaminreiche Küchenkräuter empfohlen, die man kostenlos in Blumentöpfen ziehen kann oder tiefgefroren beim Lebensmittelhändler erhält. Was gut schmeckt, bekommt auch gut, vor allem, wenn man sich ein wenig Zeit beim Essen läßt und die bewährte Kneipp'sche Devise beachtet: „Wenn Du merkst, Du hast gegessen, hast Du schon zu viel gegessen".

Obwohl Gewürze am Stoffwechselgeschehen keinen wesentlichen Anteil haben und zum Aufbau körpereigener Substanzen — schon von ihrer geringen Einsatzmenge her — kaum beitragen, steht fest, daß sie ebenso unentbehrlich für die menschliche Ernährung sind wie die Grundnahrungsstoffe.

Schädliche Überdosierungen von Gewürzen sind kaum möglich, weil exzessiv überwürzte Speisen nicht schmecken und daher abgelehnt werden. Nur beim Gebrauch von Kochsalz (siehe dort) scheinen die Zungen der Deutschen zu versagen, denn wir verbrauchen davon täglich im Schnitt doppelt so viel wie nötig. Der berühmte Satz des Paracelsus „Die Dosis macht, daß ein Ding Gift ist" bezieht sich zwar in erster Linie auf Arzneimittel, schließt jedoch die Nahrungsmittel nicht aus. Folgen Sie deshalb in des Wortes wahrstem Sinne Ihrem Fingerspitzengefühl und lassen Sie sich beim Experimentieren mit Gewürzen von anfänglichen Mißerfolgen nicht entmutigen. Generell gilt: Bei frischen Küchenkräutern dürfen Sie kräftig „hinlangen", bei exotischen Gewürzen ist zumindest anfänglich Zurückhaltung geboten.

Würzen ist eine erlernbare Kunst!

Würzkräuteranbau einfach —
auch ohne Garten

Die meisten einheimischen Küchenkräuter liefern einen Beweis ihrer Robustheit und Lebenstüchtigkeit, indem sie sich auch als Wildpflanzen behaupten können. Entsprechend anspruchslos gedeihen sie unter menschlicher Obhut im Garten, Blumenkasten oder Blumentopf. Und wer die würzige Feldblumenatmosphäre süddeutscher Bauerngärten schätzt, der kennt auch die naturbelassene, verhaltene Schönheit vieler Küchenkräuter. Keine Angst also: Mit ein paar von diesen nützlichen Pflanzen beeinträchtigen Sie die vielleicht etwas zu artifizielle Pracht hochgezüchteter Blühwunder in Ihrem Garten nicht im geringsten.

Zwei Anbaumöglichkeiten für Würzkräuter bieten sich an: Entweder ein kleines Beet, kaum größer als Ihr Küchentisch, oder eine gestreute Bepflanzung zwischen Blumen und Sträuchern. Der stattliche Liebstöckel und die duftende Zitronenmelisse können sich beispielsweise zwischen Pfingstrosen und Dahlien sehen lassen, der azurblau blühende Borretsch paßt zu jeder niedrigen Blumenrabatte, und ein weiblicher Wacholderstrauch, dessen wächsern-blaue Beerenzapfen ans Sauerkraut gehören, ist sogar ein Blickfang.

Pflanzenschutzmittel sollten Sie bei Küchenkräutern grundsätzlich meiden. Dagegen ist jeder vollwertige Kunstdünger (z.B. Nitrophoska) in gelöster Form — 1 Eßlöffel auf einen Gießer voll Wasser — empfehlenswert. Mit dieser Lösung gießt man ohne Brause und ohne Berührung der Pflanzen monatlich einmal die aufgelockerte Erde. Trotz Kunstdünger sollten die Pflanzen alle 3-4 Jahre umgepflanzt werden. Dies gilt besonders für in Töpfen oder Blumenkästen gezogene Küchenkräuter, weil die hier begrenzte Erdmenge dann ausgelaugt ist.

Um möglichst viel „Kraft" in die würzenden Blätter zu leiten, sollen die Blühtriebe vor dem Schießen des Stengels zwischen Daumen und Zeigefinger abgeknipst werden. Genauso machen es die fränkischen Baldriananbauer, um über ein starkes Blätterwerk kräftige Wurzeln zu erreichen. Wer während der ganzen Vegetationsperiode Wert auf zartes, junges Würzgrün legt, der kann im 4-Wochen-Abstand bei den einjährigen Pflanzen (Dill, Borretsch, Majoran etc.) Folgesaaten vornehmen.

Es wird nun Zeit, Ihnen die wichtigsten Küchenkräuter vorzustellen. Es sind dies: Basilikum, Bohnenkraut, Borretsch, Brunnenkresse, Dill, Estragon, Kerbel, Liebstöckel, Majoran, Petersilie (krausblättrige Sorte), Salbei, Schnittlauch, Thymian, Wacholder (weibliche Pflanze), Zitronenmelisse und Zwiebel bzw. Schalotte. Die in dieser alphabetischen Aufstellung enthaltenen mehrjährigen Pflanzen Estragon, Liebstöckel, Petersilie, Salbei, Thymian, Zitronenmelisse und selbstverständlich Wacholder bereiten den geringsten Arbeitsaufwand. Sie sollten im Gewürzgärtlein daher die leichter zugänglichen Standplätze den etwas pflegeaufwendigeren einjährigen übrigen Kräutern überlassen.

Bis auf Wacholder und Brunnenkresse eignen sich alle Kräuter auch zur Anpflanzung in geräumigen Blumentöpfen (pro Sorte ein Topf). Als Pflanzerde nehmen Sie am besten mit Torf und Dünger angereicherte Fertigerde aus dem Samengeschäft. Rosmarin, Salbei und Thymian vertragen viel Licht und Wärme. Allerdings ist ein Standplatz über einem Heizkörper selbst für diese Mediterranpflanzen zu warm.

Der günstigste Erntetermin zur Schaffung eines Vorrates durch Trocknung oder Tieffrieren ist bei krautigen Würzpflanzen, bei denen es nicht auf die Samen ankommt, meist unmittelbar vor Blühbeginn. Bezüglich Trocknung siehe die allgemein verbindlichen Angaben bei Basilikumkraut Seite 6. Wo eine Tiefkühltruhe vorhanden ist, rentiert sich das portionsweise Tiefgefrieren der gebrauchsfertig geschnittenen Würzkräuter in kleinen Plastikbeuteln, entweder einzeln, oder als Mischung aus verschiedenen Sorten. Als vielseitig verwendbare Mischung wird Schnittlauch, Dill, Petersilie und Borretsch empfohlen. Hierzu nehmen Sie von Petersilie etwa vier Teile, von Schnittlauch 3, von feinst geschnittenem Borretsch 2 und von Dill 1 Teil. Bei wenigstens minus 18 Grad (drei Sterne) dürfen Sie mit einer Haltbarkeit von 3—4 Monaten rechnen. Nach Ablauf dieser Frist haben Sie — bei etwas Ehrgeiz — schon wieder frisches Frühlingsgrün aus dem Blumenkasten oder dem Frühbeet. Auf diese Weise können Sie, verehrte Hausfrau, Ihre Familie das ganze Jahr über schmackhaft und vitaminreich ernähren und die Frühjahrsmüdigkeit bannen.

Aufbewahrung der Gewürze

Nach dem Kauf eines Gewürzes können Sie selbst über dessen Qualität während der Lagerungsdauer bis zum Aufbrauch mitentscheiden, wenn Sie folgende Tips beachten:

1. Kaufen Sie nicht mehr, als Sie etwa innerhalb eines Jahres verbrauchen.
2. Stark zerkleinerte Gewürze verlieren ihren Gehalt an ätherischen Bestandteilen infolge Oberflächenvergrößerung und Verletzung der Sekretbehälter schneller als unzerkleinerte. Mit einer kleinen Pfeffermühle beispielsweise und einem Muskatnußreiber erzielen Sie eine sonst nicht erreichbare intensiv-frische Geruchsentfaltung.

3. Vermeiden Sie höhere Temperaturen. Der Gewürzbord darf deshalb nicht über der Heizung oder zu nahe am Küchenherd hängen.

4. Auch intensives Licht schadet bei längerer Einwirkungsdauer den Gewürzen. Besonders der energiereiche UV-Anteil des Sonnenlichtes ist in der Lage, chemische Veränderungen bei flüchtigen Gewürzbestandteilen zu bewirken.

5. Die Verpackung muß dampfdicht und lichtundurchlässig sein. Kunststoffbehälter erfüllen zwar im allgemeinen die letztere Bedingung, nicht alle Kunststoffarten aber die erstere. So ist vom Polyäthylen und Polyvinylchlorid (PVC) bekannt, daß sie für ätherische Öle relativ leicht durchlässig sind. Für ölarme Gewürze (z.B. Paprika) sind sie jedoch gut geeignet. Abzulehnen ist dagegen der Kunststoff Polystyrol, welcher durch gemahlenen Pfeffer, Nelken und Muskat angegriffen und weich wird. Keine Probleme entstehen bei Verwendung von Aluminium oder braun eingefärbtem Glas.

6. Schützen Sie die Gewürze vor Feuchtigkeit (Küchendampf), sonst verderben sie durch Pilz- oder Bakterienbefall. Nach jeder Entnahme soll daher das Gefäß gleich wieder fest verschlossen werden.

(Bezüglich Aufbewahrung frischer, in Kaltwasser gereinigter Küchenkräuter durch Tieffrieren siehe Anmerkungen oben.)

Die Gewürze von Anis bis Zwiebel

Ähnlich den Arzneikräutern werden auch bei den Gewürzpflanzen meist nicht die ganzen Pflanzen, sondern nur Teile davon (z.B. Früchte, Blätter) genutzt. Auf welchen Pflanzenteil es von Fall zu Fall ankommt, das ersehen Sie bereits aus der jeweiligen Kapitelüberschrift.

Die wissenschaftlichen (lateinischen) Bezeichnungen der einzelnen Gewürzpflanzen sind gemäß dem üblichen Sprachgebrauch wiedergegeben, das heißt ohne Nennung des Autors der jeweiligen Pflanzenbeschreibung, beispielsweise des großen schwedischen Naturforschers Carl von Linné (*1707 †1778). Soweit ein würzendes Gewächs auch Heilzwecken dient, ist dies stichpunktartig vermerkt. Zur Erzielung einer Heilwirkung sind verständlicherweise jedoch andere Dosierungen, Zubereitungen und Anwendungsweisen erforderlich, auf die hier nicht eingegangen werden kann. Näheres hierzu können Sie aus der im gleichen Verlag erschienenen preiswerten Broschüre „Heilkraft aus Heilpflanzen" erfahren, welche vom gleichen Autor verfaßt wurde.

Anisfrüchte

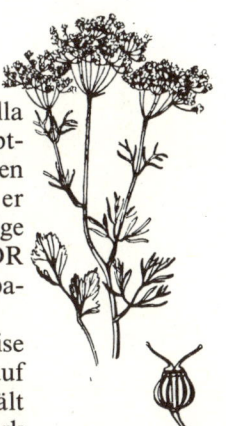

Der zu den Doldengewächsen zählende weißblühende Anis (Pimpinella anisum) ist eine der ältesten Kulturpflanzen. Schon der über 700 Rezeptvorschriften enthaltende Papyrus Ebers, welcher aus dem alten Ägypten um 1500 vor Christus berichtet, erwähnt den Anis. In dieser Region war er wohl auch ursprünglich beheimatet. Heute wird die bis kniehohe einjährige Würz- und Heilpflanze in vielen wärmeren Ländern, aber auch in der DDR und der Sowjetunion angebaut. Die besten Qualitäten kommen aus Spanien und Italien.
Verwendet werden ausschließlich die kleinen, manchmal noch paarweise zusammenhängenden behaarten Früchtchen, deren intensiver Duft auf dem relativ hohen Gehalt von 2-5 % ätherischem Öl beruht. Dieses enthält als Hauptkomponente (bis über 80 %) Anethol, einen nicht nur stark anisartig duftenden, sondern merkwürdigerweise zugleich süß schmeckenden Naturstoff. Daher heißt Anis auch Süßer Kümmel.
Der Handel bietet die Anisfrüchte so preiswert an, daß der Kleinanbau im eigenen Garten nicht lohnt. Beim Kauf ist ganzer Ware der Vorzug zu geben, weil gemahlene Früchte schnell an Wirkung verlieren.

Verwendung: Die in der Heilkunde bei Husten, Blähungen und Magenbeschwerden genutzten Wirkungen der Früchte kommen auch in den anishaltigen alkoholischen Getränken Ouzo, Pernod, Anisette und vielen anderen zur Geltung.
Sparsam dosiert und zusammen mit Kümmel schmeckt Anis vorzüglich an Rote-Rüben-Salat und Rotkraut. Das Gewürz paßt auch gut zu Zwetschgen- und Pflaumenmus und macht beide bekömmlicher. Hauptverwendung in Deutschland in der Weihnachtsbäckerei zu Anisplätzchen und Aniszwieback, in Skandinavien auch zu Gewürzkuchen und -brot.

Barbecuesoße

Das aus dem westindischen Raum ins Englische übernommene Wort barbecue bedeutet „Braten eines ganzen Tieres auf dem Rost" und entspricht somit ungefähr unserem Spießbraten auf Volksfesten. Die zu solchen Braten bei amerikanischen Picknicks gereichte scharfe Soße heißt Barbecuesoße. Sie enthält zahlreiche Ingredienzen, darunter Worcestersoße, Tomatenmark und Essig.

Basilikumkraut

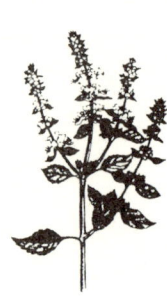

In dem ausländisch klingenden Namen dieser Würzpflanze steckt in der Tat ein Fremdwort, und zwar ein uraltes griechisches: Basileus heißt König, und folgerichtig wird die kaum kniehohe Pflanze bei uns auch Königskraut genannt. Als weitere Bezeichnungen sind Basilienkraut, Deutscher Pfeffer und Hirnkraut gebräuchlich.

Das vielnamige Basilikumkraut wird in Europa in vier Sorten gezüchtet, welche hauptsächlich nach ihrer Blattgröße unterschieden werden. Wie gut, daß es die „tote" Sprache Latein gibt. Mit ihrer Hilfe werden die verschiedenen Namen und Sorten schlicht zusammengefaßt unter der wissenschaftlichen Bezeichnung Ocimum basilicum. Eine weitere Gemeinsamkeit der diversen Sorten ist ihr Gehalt an ätherischem Öl (0,1-0,5 %), welches beim Verreiben frischer Blätter zuerst an Melisse und dann an Gewürznelken erinnert.

Die frostempfindliche, wärmebedürftige Pflanze (Heimat Indien) läßt sich gut in Blumentöpfen ziehen und sieht mit ihren rötlichweißen bis lilafarbenen Lippenblüten hübsch aus. Die Aussaat bzw. Auspflanzung im Garten sollte erst nach den Eisheiligen geschehen. Reichlich Wasser, viel Wärme und Licht sowie gutgedüngter Humusboden sind die Wachstumsvoraussetzungen, auf die das königliche Kraut Anspruch hat.

Die Ernte wird bei Blühbeginn im Hochsommer vorgenommen, weil dann der Ölgehalt am größten ist. Die anschließende **Trocknung** erfolgt hier, wie bei den meisten anderen Würz-und Heilpflanzen,

in dünner Lage,
möglichst rasch,
an schattigem, luftigem Ort,
bei trocken-warmer Witterung,
sonst bei Gebläsewärme (35 - 40 Grad).
Feinmaschige Drahtgestelle (Horden) sind vorteilhaft. Zeitungspapier ist als Unterlage nicht zu empfehlen.

Verwendung: Durch seinen scharf-aromatischen Geruch ist Basilikum gut geeignet für Fischgewürzmischungen, eingelegte Gurken und andere Sauerkonserven, Rohkost, Quark, Joghurt, Salate, Tomatensoße (Spaghetti), Gemüse, Geflügel, Fleischsoßen, Kräuterbutter und Kräuteressig. In der Heilkunde wird die Pflanze bei Magenbeschwerden und Blähungen benutzt.

6

Die vielseitigen Verwendungsmöglichkeiten von Basilikum stehen in der mitteleuropäischen Küche im krassen Gegensatz zum viel zu geringen Gebrauch. Für die vermehrte Verwendung von Basilikumkraut spricht auch dessen beachtlicher Mineralsalzgehalt. Hundert Gramm Trockenmasse enthalten 3700 mg Kalium, 2070 mg Calcium, 410 mg Magnesium, 5,8 mg Zink, 470 mg Phosphor und 43 mg Eisen.

Beifußkraut

Beifuß oder Gänsekraut (Artemisia vulgaris) ist verwandt mit dem Wermut und diesem in Aussehen und Inhaltsstoffen so ähnlich, daß als dritter Name auch Wilder Wermut geläufig ist. Die bis mannshohe Pflanze gehört zur botanischen Großfamilie der Korbblütler. Ein charakteristisches Erkennungs- und Unterscheidungsmerkmal sind die filzig behaarten Blattunterseiten. Beifuß wächst wild in weiten Teilen Asiens, Amerikas und Europas. Als Gewürz dienen nur die abgeschnittenen Zweigspitzen, entweder frisch zerrieben oder in kleinen Bündeln getrocknet. Der beste Erntezeitpunkt ist unmittelbar vor Blühbeginn, weil in diesem Stadium einerseits der Ölgehalt hoch, andererseits die Bitterstoffkonzentration noch niedrig ist. Soll die Pflanze zu Heilzwecken als Appetit- und Verdauungsstimulans dienen, dann erntet man erst, wenn die kleinen gelbbraunen Blütenköpfchen schon teilweise verblüht sind. Als Heilpflanze ist der Wermut dem Beifuß allerdings vorzuziehen.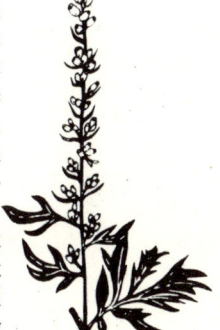
Wegen des leicht flüchtigen Öles soll Beifuß nicht auf Vorrat gepulvert werden. Zum Anbau im Garten genügen 1 - 2 Pflanzen, sofern man nicht die Wildsammlung vorzieht, welche ohne langes Suchen Erfolg bringt, weil der Beifuß eines unserer gemeinsten (botanischer Ausdruck für häufig vorkommend) „Un"kräuter ist.
Verwendung: Der herb-aromatische Duft, verbunden mit dem leichten Bittergeschmack, eignet dieses Würzkraut zu allen fetten Fleischspeisen, also Schweine-, Hammel-, Enten- und Gänsebraten, zusammen mit Dill auch zu Aalsuppe.

Bier

Unter Bier wird weltweit — zum Teil schon seit Jahrtausenden — zwar stets ein alkoholisches Getränk verstanden, die Ausgangsstoffe (außer Wasser) sind jedoch nicht überall gleich.
Nachstehend soll nur die Rede sein von solchem Bier, das dem historischen Bayerischen Reinheitsgebot (siehe Originaltext von 1516) entspricht, also aus nichts anderem als Hopfen, Malz und Wasser bereitet ist.
Dieser erfolgreiche Gerstensaft, in Bayern auch flüssiges Brot genannt, ist — nach Kaffee — mit einem Verbrauch von (1978) etwa 150 Litern pro Kopf das beliebteste Getränk der Deutschen.

Wegen seines würzigen Geschmackes eignet sich Bier, ähnlich wie Wein, auch als aromatisierender Zusatz in der Küche. Henriette Davidis' berühmtes Praktisches Kochbuch von anno 1898 nennt vier verschiedene Biersuppen, darunter eine mit Rosinen. Auch ein ostfriesischer Bierpudding und eine Bier-Kaltschale sind hier verzeichnet, desgleichen Karpfen in polnischer (Bier-) Soße. Bier paßt überhaupt gut zum Karpfen. Einer meiner Freunde, passionierter Karpfenteichwirt, verwendet folgendes Bier/Schnaps-Rezept, um den besonders bei frisch geschlachteten Karpfen öfter vorhandenen leichten Moorgeschmack zu beseitigen: Der ausgenommene Karpfen wird auf eine Alufolie gelegt, gesalzen und mit Zitronensaft gesäuert. Dann wir der Bauch reichlich mit feingehackten Zwiebeln gefüllt, auf die $^1/_8$ Liter Bier und zwei Gläschen klarer Kornschnaps (kein Obstschnaps) gegossen werden. Der Fisch wird dann in die Alufolie eingeschlagen und auf dem Rost gegart.

Das Bayerische Reinheitsgebot

Stolz und Verpflichtung der Brauer ist das Reinheitsgebot, im Jahre 1516 von Herzog Wilhelm IV. von Bayern erlassen und in Ingolstadt verkündet. Sein Gebot ist noch heute Grundlage der weltbekannten Qualität deutscher Biere.

Wie das pier summer un winter auf dem Land sol geschenckt und prauen werden

Item Wir ordnen / setzen / unnd wollen / mit Rathe unnser Lanndtschafft / das füran allenthalben in dem Fürstenthumb Bayrn / auff dem lande / auch in unsern Stettn un Märckthen / da deshalb hievor kain sonndere ordnung ist / von Michaelis bis auf Georg / ain maß oder kopffpiers über ainen pfenning Müncher werung / un von sant Jorgentag / bis auff Michaelis / die maß über zwen pfenning derselben werung / und dereden der kopff ist / über drey haller / bey nachgesetzter Pene / nicht gegeben noch ausgeschenckht sol werden.

Wo auch ainer nit Merrzn / sonder annder Pier prawen / oder sonst haben würde / sol Er doch das / kainswegs hoher / dann die maß umb ainen pfenning schencken / und verkauffen.

Wir wollen auch sonderlichen / das füran allenthalben in unsern Stetten / Märckthen / un auff dem Lannde / zu kainem Pier / merer stückh / dan allain Gersten / Hopffen / un wasser / genomen un gepraucht solle werdn.

Welher aber dise unsere Ordnung wissentlich überfaren unnd nit hallten wurde / dem sol von seiner gerichtzobrigkait / dasselbig vas Pier / zustraff unnachläßlich / so offt es geschicht / genommen werden.

Jedoch wo ain Geüwirt von ainem Pierprewen in unnsern Stetten / Märckten / oder aufm lande / yezüzeiten ainen Emer piers / zwen oder drey / kauffen / und wider unntter den gemaynnen Pawrsvolck ausschenncken würde / dem selben allain / aber sonst nyemandts / sol dye maß / oder der kopffpiers / umb ainen haller hoher dann oben gesetzt ist / zegeben / un / auszeschencken erlaubt unnd unverpotn.

Bittergeschmack

Einige Nahrungsmittel, wie zum Beispiel Chicorée, Grapefruit und Bitterorangen, besitzen einen natürlichen, bei Erwachsenen, nicht jedoch bei Kindern beliebten Gehalt an Bitterstoffen.

Vor allem Getränke werden oft durch Zusatz von Bitterstoffen geschmacklich abgerundet. Da die Bitterempfindung schon bei kleinsten Mengen recht intensiv und anhaltend ist, muß entsprechend niedrig dosiert werden. Dies gilt insbesondere für die extrem bitteren Salze des Chinins, mit denen Tonic-Getränke versetzt werden. Eine direkte Arzneiwirkung des Malaria- und Fiebermittels Chinin kann wegen der hier gebrauchten Mini-Menge nicht eintreten.

Weitere Bittermittel für Getränke sind Wermutkraut, Hopfenzapfen, Enzianwurzel, Angosturarinde etc.

Die Bitterstoffe bilden eine „Nahtstelle" zwischen den Lebens- und Arzneimitteln. Bitterliköre (Magenbitter) sind beides zugleich, auch wenn sie juristisch dem Lebensmittelrecht zugeordnet sind.

Bittermandel, Süßmandel

Der in Armenien bis Mittelasien beheimatete Bittermandelbaum (Prunus dulcis var. amara) ist wahrscheinlich die Wildform des Süßmandelbaumes (Prunus dulcis var.dulcis), welcher wegen vieler Gemeinsamkeiten an dieser Stelle gleich mitbesprochen werden soll.

Beide Varietäten sind so eng verwandt, daß man ihre Nußkerne, eben die Mandeln, mit dem Auge weder in Farbe noch Form unterscheiden kann. Zur nahrhaften botanischen Gattung Prunus und damit in die nähere Verwandtschaft gehören Pflaume, Kirsche, Pfirsich und Aprikose.

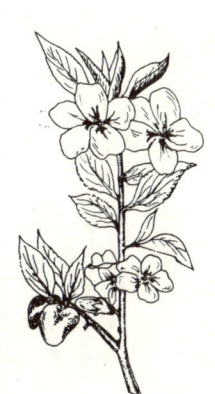

Italien und vor allem Spanien sind unsere hauptsächlichen Lieferländer für Mandeln. In der dortigen Küche — beeinflußt von der arabischen — werden Süßmandeln mehr gebraucht als bei uns.

Die Samen der Bittermandelbäume enthalten neben 30-50 % fettem Öl und 20-30 % Eiweiß etwa 2-4 % Amygdalin, eine Zuckerverbindung (Glykosid) der hochgiftigen Blausäure, welche durch Wasserzutritt (z.B. beim Kauen) unter Mitwirkung eines Enzymes frei wird. Dabei entsteht auch das ungiftige, typisch riechende Bittermandelöl. Dieses besteht hauptsächlich aus dem chemisch einfach gebauten Benzaldehyd. Im rohen Zustand dürfen Bittermandeln nicht verzehrt werden, verarbeitet (erhitzt) sind sie in Kuchen, Schokolade, Likören und Marzipan unschädlich, weil dann die flüchtige Blausäure längst entwichen ist. Als Hausfrau halte man sich genau an die Kochbuchvorschriften. Bittermandelöl wird seit Jahrzehnten auch synthetisch hergestellt.

Die auch roh völlig harmlosen Süßmandeln sind bezüglich Öl- und Eiweißanteil den Bittermandeln sehr ähnlich. Sie eignen sich wegen ihres zarten Aromas zu Süßspeisen und Lebkuchen, aber auch zu Fisch und Geflügel. Gebrannte (= geröstete) Süßmandeln entwickeln einen kräftigeren, zugleich veränderten Geschmack. Ihr Duft ist wesentlich am Fluidum der Volksfeste und Weihnachtsmärkte beteiligt.

Bockshornkleesamen

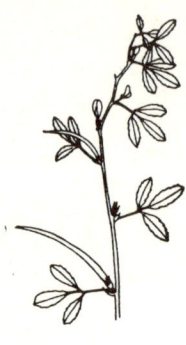

Die mit Erbse und Bohne verwandte Leguminose Bockshornklee (Trigonella foenum-graecum, Griechisches Heu) ist eine Würz- und Heilpflanze zugleich. Ihr Name rührt einerseits her von den bockshornähnlich geschwungenen Früchten, andererseits vom Bocksgeruch des ätherischen Samenöles. Hauptbestandteil der harten, gefurchten Samen ist neben Eiweiß ein hoher Schleimgehalt von 30 %. Die zu Brei verkochten Samen werden unter anderem als heiße Umschläge bei Furunkeln verwendet. Auch als Gewürz eignen sich die leicht bitteren lehmfarbenen Samen erst nach Hitzeeinwirkung, beispielsweise schwach geröstet in indischen Currygerichten und handelsüblichem Currypulver.

Der aus Vorderasien stammende hellgelb blühende Klee hat sein Verbreitungsgebiet schon lange in alle Himmelsrichtungen ausgedehnt, darunter — gefördert durch die Anbauempfehlung im Capitulare Karls des Großen — auch nach Deutschland.

Das gepulverte Kraut des ebenfalls zur Gattung Trigonella zählenden blaublühenden **Schabzigerklees** (Trigonella coerulea) aromatisiert den gleichnamigen Käse.

Bohnenkraut

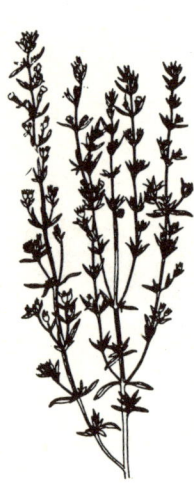

Unter der Bezeichnung Bohnenkraut (= Pfeffer- oder Wurstkraut) werden zwei einander recht ähnliche Lippenblütler zusammengefaßt, das einjährige, im östlichen Mittelmeergebiet heimische Sommerbohnenkraut (Satureja hortensis) und das von Südeuropa bis Rußland verbreitete mehrjährige, robustere Winterbohnenkraut (Satureja montana). Beide Pflanzen erreichen bis zu Kniehöhe, blühen weiß bis violett und enthalten ein pfefferartig schmeckendes ätherisches Öl mit dem Hauptbestandteil Carvacrol. Vor allem diesem Inhaltsstoff verdanken die schon von den Römern benutzten beiden Arten ihre Heilanzeige als Magen- und Hustenmittel. Größer ist ihre Bedeutung als Gewürz.

Bohnenkraut ist in der Landgüterordnung Karls des Großen enthalten und daher schon seit fast 1200 Jahren in deutschen Gärten anzutreffen. Das Winterbohnenkraut ist anspruchsloser sowie frostbeständiger und somit für unser Land besser geeignet. Die Ernte erfolgt — wie bei Ätherischöl-Pflanzen üblich — bei Blühbeginn. Je weniger ölarme Stengelanteile mit abgerupft werden, desto hochwertiger ist das Gewürz. Dies gilt naturgemäß auch für gekaufte Ware, die nicht gepulvert sein soll.

Verwendung: Wie bereits aus dem Namen zu ersehen, dient das Kraut als Aromaspender für Bohnengerichte. Man darf hier einen getrockneten Zweig aber nur ein paar Minuten mitkochen lassen, weil der Geschmack sonst zu intensiv wird. Sparsamer Gebrauch empfiehlt sich auch bei Salaten, Suppen, Soßen, Gemüsen, Fleisch-und Fischgerichten. Bei eingelegten Gurken kann man etwas beherzter damit würzen. Bohnenkraut ist Bestandteil der in der französischen Küche geschätzten Kräutermischung „Fines herbes" (siehe dort).

Bor(r)etschblätter

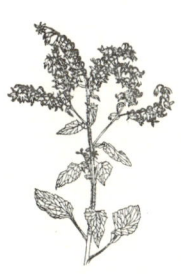

Der bis über Kniehöhe erreichende Borretsch stammt aus Kleinasien und ist heute im Mediterrangebiet häufig anzutreffen. Die einjährige, anspruchslose, jedoch sonnenliebende Pflanze gehört wie der Beinwell und das Lungenkraut zur botanischen Familie der Rauhblattgewächse. An rauhen Blättern und Stengeln infolge borstiger Behaarung fehlt es keiner der genannten Pflanzen. Der Borretsch muß deswegen, wenn er zum Beispiel in Salaten mitgegessen und nicht nur als Aromaspender in der Tunke ausgelaugt werden soll, sehr fein geschnitten werden.
Borretsch heißt auch Gurkenkraut, weil sein ätherisches Öl gurkenähnlich riecht. Da es jedoch nur in Spuren vorkommt, ist getrockneter Borretsch geruchlich fast wertlos. Als Lieferant wirklich frischer Blätter darf die Pflanze deshalb in keinem Garten fehlen. Hier sät sie sich von selbst aus, bedarf praktisch keiner Pflege und erfreut das Auge bis in den Herbst durch ihre eßbaren (Salatdekoration!) blauen Blütensterne.
Ihr wissenschaftlicher Name Borago officinalis weist hin auf den früheren Gebrauch zu Heilzwecken (Offizin ist der Verkaufsraum der Apotheke).
Verwendung: Zu Salattunken und Sauerkonserven, fein geschnitten auch zu Quark, Joghurt, auf Suppen und in Eintopfgerichten.

Cayennepfefferfrüchte   (siehe auch Paprikafrüchte)

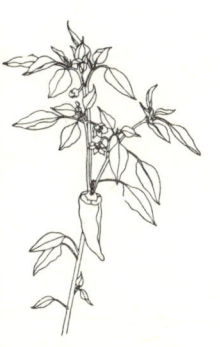

Der Cayennepfeffer (Capsicum frutescens) gehört zusammen mit Paprika, Peperoni, Tomate und Kartoffel zu den Nachtschattengewächsen, der in jedem Haushalt vorhandene schwarze bzw. weiße Pfeffer dagegen zu den Pfeffergewächsen. Gemeinsam ist beiden der scharfe Geschmack, beim Cayennepfeffer durch Capsaicin, beim Pfeffer durch Piperin hervorgerufen. Beim „echten" Pfeffer tritt zur Schärfe ätherisches Öl, welches ein wesentlicher Bestandteil seines Würzeffektes ist, beim Cayennepfeffer sind ätherische Bestandteile kaum vorhanden und die Schärfe dominiert. Die kleinfrüchtigen unter den in Farbe und Form der Früchte unterscheidbaren vielen Zuchtsorten enthalten am meisten Capsaicin (bis 0,8 %) und sind demzufolge „teuflisch scharf" (Teufelspfeffer).
Cayennepfeffer kann als Sammelbezeichnung für die verschiedenen Sorten Chillies (Chili) gelten. Der amerikanische Chili-powder (Chilipulver) und die Chilisoße sind Cayennepfeffer enthaltende mildere Mischgewürze (siehe auch Tabascosoße).
Die bis mannshohe strauchige Pflanze wird in vielen heißen Ländern angebaut, vor allem in Indien und dem tropischen Amerika.
Verwendung: Cayennepfeffer schmeckt ausgezeichnet als Zutat zu Mixedpickles, Grillsoßen sowie scharfen Fisch- und Fleischgerichten (Tatar), wenn man nicht zu viel davon nimmt. In diesen kleinen Dosen werden Verdauung und Kreislauf angeregt und schwere Speisen besser verträglich. Cayennepfeffer wurde in das neueste Deutsche Arzneibuch aufgenommen, ein weiterer Beleg für die enge Verflechtung zwischen Gewürzen und Heilpflanzen.

Chil(l)ies (Chili) siehe Cayennepfefferfrüchte

Cumberlandsoße

Die englische Küche ist — allein schon wegen ihrer feinen „süßen Sachen" — nicht so schlecht wie ihr Ruf. Dazu tragen auch ein paar international berühmte englische Soßen bei. Eine davon ist die nach einem Cumberland- herzog benannte Cumberlandsoße, eine dickflüssige, süß-sauer-aroma- tisch-scharfe Mixtur aus Senf, Portwein, Zitronensaft plus feingeschnitte- nen -schalen, Pfeffer, Salz, Johannisbeer- oder/und Apfelgelee, Ingwer und Schalotten. Diese merkwürdige Ingredienzen-Komposition paßt zu kaltem Wild vorzüglich.

Curcumawurzelstock

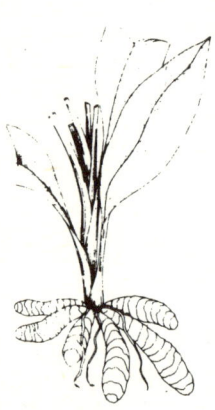

Ohne Curcuma keine Worcestersoße und kein Currygewürz (s. dort). Letzterem verleiht die auch Gelbwurz(el) genannte Gewürz- und Heil- pflanze (Gallenbeschwerden) die charakteristische gelbe Farbe. Der Farb- träger heißt Curcumin. Vor der Ära der Anilinfarben wurde Curcuma viel zum Färben benutzt, was auch durch die Bezeichnung „indischer Safran" zum Ausdruck kommt.

Die fingerartig gegliederte Wurzel der übermannshohen, zu den Ingwerge- wächsen zählenden Pflanze (Curcuma longa) enthält neben dem Farbstoff noch bis zu 5 % ätherisches Öl. Curcuma wird unter anderem in China, Taiwan und Indonesien angebaut. Der größte Erzeuger und zugleich Ver- braucher mit vielen tausend Hektar Anbaufläche ist Indien.

Curcuma ist bei Aufbewahrung unter Lichtschutz auch im gemahlenen Zustand ausreichend lange haltbar, so daß man dieses Gewürz nicht nur als Pulver kaufen k a n n , sondern dies sogar s o l l , denn der Wurzelstock ist nach einer obligatorischen Hitzebehandlung von hornig-harter Beschaf- fenheit und mit Haushaltsmitteln nicht leicht zu zerkleinern.

Im Apothekenlabor dient mit Curcumatinktur getränktes Filterpapier zum Nachweis von Borsäure und Alkalien, erkennbar an der Braunfärbung des gelben Papieres.

Verwendung: In der westlichen Küche wird das reine Curcumapulver selte- ner gebraucht. Die Amerikaner schätzen es etwas mehr als wir. Gut geeig- net ist es zu Senfsoße, Suppenhuhn und Eierspeisen.

Die nahe verwandte Javanische Gelbwurz (Curcuma zanthorrhiza) wurde ins neue Deutsche Arzneibuch aufgenommen.

Curry

Alle Welt — außer den Indern — meint, das bei uns gebräuchliche Currygе- würz sei original indische Küche. Weit gefehlt! In Indien gibt es kein einheitliches Curry, sondern unter dem Sammelbegriff Curry (Kari = Soße) eine Vielzahl individueller Gewürzkombinationen. Gemeinsam ist ihnen allen der teilweise beträchtliche Scharfgeschmack.

Häufige Bestandteile indischer Curryzubereitungen sind Cayennepfeffer, schwarzer Pfeffer, gerösteter Koriander, Kardamom, Kreuzkümmel, Curcuma, Bockshornkleesamen, Ingwer und sogar Zimt und Gewürznelken. Unser westliches Currypulver entspricht dem Geschmack ehemaliger englischer Kolonialoffiziere. Es ist eine quantitativ in etwa festgelegte Mischung, die in allen Fällen erhebliche Mengen gelb färbendes Curcumapulver (fördert die Gallebildung) plus einige der oben genannten Gewürze enthält und viel milder schmeckt als die indischen Vorlagen.
In Indien ist Curry in verschiedenen Schärfestufen auch als Paste im Handel. Dieser entspricht unsere wiederum wesentlich mildere Currysauce.
Verwendung: Currypulver eignet sich für Reis, Fleischbrühe, Geflügel, Schaschlik, Fisch.

Dillkraut, Dillspitzen

Der gelbblühende Dill (Anethum graveolens) ist — wie Kümmel und Fenchel — ein typisches Doldengewächs. Letzterem ähnelt die bis hüfthohe Würz- und Heilpflanze aus dem Mittelmeergebiet in Aussehen und Geruch. Während die arzneilichen Indikationen des Dills sich gegen den wirksameren Fenchel und Kümmel nicht behaupten konnten, ist er als Gewürzpflanze seit dem griechischen Altertum beliebt geblieben. Dill und Borretsch heißen im Volksmund beide auch Gurkenkraut, was im Falle einer Verwechslung keinen Nachteil bringt, denn beide passen gut zu frischen und eingelegten Gurken.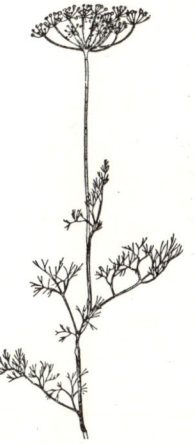
Der Dill ist eines unserer genügsamsten einjährigen Küchenkräuter. Er gibt sich zufrieden mit kargem Boden, wächst auch gut zwischen Zwiebeln, mag die Sonne, weniger den Wind, und sorgt durch Selbstaussaat für Nachwuchs. Die ganze Pflanze enthält ätherisches Öl (etwa 0,2 %), welches nach der Ernte beim Welkprozeß noch etwas ansteigt und im trockenen Kraut, beispielsweise in Form der handelsüblichen Dillspitzen, leidlich haltbar ist. Trotz des relativ geringen Ätherischöl-Gehaltes verfügt Dill über ein intensives Aroma. Dennoch soll er nicht mitgekocht, sondern erst kurz vor dem Servieren den Speisen zugesetzt werden. Außer den krautigen Teilen der Pflanze werden auch die Früchte zum Würzen gebraucht.
Dill hält unter den Gewürzpflanzen zwei Rekorde: Er besitzt am meisten Mineralstoffe, nämlich 7 %, bezogen auf Trockengewicht, und von Kalium allein sind knapp 5 % vorhanden. Nur Basilikum kann mit ähnlichen Werten aufwarten.
Verwendung: Ganzes Kraut zu Kräuteressig und eingelegten Gurken, Dillblattspitzen zu Aal, Fischsud, an Salattunke, Gemüse (Kartoffelgemüse), Mayonnaise, ferner an Hackbraten, Joghurt und Quark.

Dost siehe Oreganoblätter

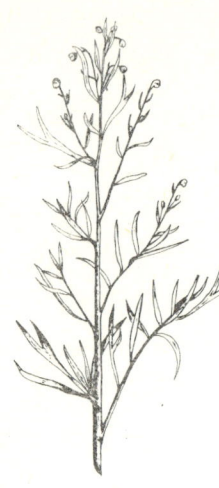

Eberrautenkraut

Eberraute oder Eberreis (Artemisia abrotanum) ist mit Wermut und Beifuß verwandt und enthält ebenso wie diese Bitterstoffe (wenig) und ätherisches Öl. Außerdem wurde ein Alkaloid namens Abrotin gefunden, welches bei den zum Würzen üblichen Mengen ohne Belang sein dürfte. Früher war die Eberraute als Heilmittel bei Magenstörungen und Husten gebräuchlich, heute wird sie noch in der Homöopathie verordnet. Als Gewürz wird sie nicht oft verwendet, was schade ist, denn ihr feiner, zitronenähnlicher Duft macht sie zum Konkurrenten der ölärmeren Zitronenmelisse. Immerhin findet man die blaßgelb blühende, fast Hüfthöhe erreichende Pflanze noch öfters in Bauerngärten. In unserem Klima gelangt die Eberraute nicht zur Fruchtreife und muß deshalb durch Stecklinge (erhältlich beim Gärtner) oder durch Teilen großer Wurzeln vermehrt werden. Sie liebt trockene, sonnige Standorte und ist im Winter für ein paar frostabweisende Tannenwedel dankbar.

Verwendung: Die magenfreundliche Eberraute eignet sich für Bratensoßen und alle Arten Fleisch, Rohkost und auch Salattunken. Sie sollten mit diesem Einwanderer aus Vorderasien ruhig ein wenig experimentieren, vor allem, wenn Sie den Geschmack von Bitter-lemon mögen.

Essig

Essig ist keine Erfindung des Menschen, sondern ein Stoffwechselprodukt der Essigbakterien aus Weingeist und Luftsauerstoff. In früheren Jahren glaubte man, Essig verursache Appetit- und Blutmangel. Diese irrige Ansicht ist total revidiert worden, seitdem man weiß, daß Essigsäure ein wichtiger energieliefernder Bestandteil unseres Körpers ist. Mit der Nahrung nehmen wir nur einen Bruchteil der im Körper selbst gebildeten Essigsäure auf.

Speiseessig wird heute weltweit aus Millionen Hektoliter Wein oder aus verdünntem Branntwein nach zwei Verfahren hergestellt. Beim einen wird der Wein in mit Buchenspänen gefüllten Holzbottichen einige Zeit umgepumpt. Er kommt dabei in Kontakt mit Essigbakterien, die auf den Spänen angesiedelt sind. Beim anderen Verfahren wird Luft in feinen Perlen in große Ansatzbehälter voll essigbakterienhaltigem Wein eingeblasen.

Weinessig ist besonders aromatisch, weil die Bukettstoffe des Weines im Essig teilweise erhalten bleiben. Nach der Herstellung muß der Essig noch wochenlang zur weiteren Abrundung des Aromas reifen. Vor Verlassen der Essigfabrik wird das filtrierte Produkt auf 5-7 % Essigsäuregehalt eingestellt.

Obwohl Essig infolge seines sauren pH-Wertes selbst ein Konservierungsmittel ist, kann er im Anbruch bei zu warmer und langer Aufbewahrung unter Trübung „sauer" werden. Ursache hierfür sind Essigbakterien aus der Luft oder von Essigfliegen, welche Alkoholreste im Essig weitervergären. Auf solche Weise trübe gewordener Essig kann nach Filtrieren mit nur geringer Minderung der Geschmacksqualität weiterverwendet werden.

Neben dem als beste Sorte geltenden echten Weinessig mit 7 % Säuregehalt gibt es aromatische Kräuteressige aus Branntwein oder verdünnter Essigessenz und zerkleinerten Würzkräutern mit 5 % Säure. Viel gebrauchte „Essigkräuter" sind Estragon, Basilikum und Dill. Auch Bibernelle, Kerbel, Rosmarin, Melisse und Ysop sind geeignet.

Zur Verwendung von Essig bedarf es keiner Ratschläge, höchstens des einen, nämlich zur Salattunke mehr Öl und weniger Essig als bei uns allgemein üblich zu geben.

Estragonkraut

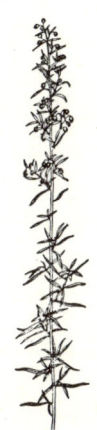

Unter dem botanischen Begriff „Gattung" werden Pflanzen besonders naher Verwandtschaft zusammengefaßt. Der wissenschaftliche Name des Deutschen Estragon, welcher auch Französischer Estragon heißt, ist Artemisia dracunculus. Der aufmerksame Leser ersieht daraus sogleich die enge Beziehung zur kurz vorher besprochenen Eberraute und den dort genannten anderen Korbblütlerpflanzen. Als Gewürz hat der bis hüfthohe, unscheinbar grünblühende Estragon von allen die größte Bedeutung.

Neben dem in unserem Klima nicht zur Fruchtreife gelangenden und deshalb nur durch Ausläufer oder Wurzelteilung vermehrbaren Deutschen Estragon gibt es den auch aus Samen züchtbaren winterharten Russischen Estragon (Artemisia dracunculus var. redowskyi), welcher weniger wertvoll ist. Der „deutsch-französische Vetter" ist bei unseren kochbegabten westlichen Nachbarn hochangesehen. Die Pflanze ist Bestandteil der „Fines herbes" (s. dort). Ihr reichlich vorhandenes ätherisches Öl (bis 3 %) duftet fein anisartig. Das Öl der russischen Sorte erinnert eher an Kerbel. Im getrockneten Zustand verlieren beide viel von ihrer Würzintensität, weshalb der Estragon im Gewürzgärtlein nicht fehlen darf. Deutscher Estragon ist bezüglich Boden, Besonnung und Pflege anspruchsvoller. Am besten, man behandelt ihn wie Rosen. Das bedeutet: Im Herbst Triebe zurückschneiden und die Pflanze im Winter gut mit Fichtenwedeln zudecken.

Als medizinische Indikation des Estragons wird Appetitanregung genannt. Viel Wirkung ist hier gewiß nicht zu erwarten. Und von der alten „Heilanzeige", ein Bündchen Estragon, in der Tasche herumgetragen, schütze vor Schlangenbiß, bleibt außer einem Kopfschütteln nichts.

Doch zurück zu den Fakten, das heißt zum Gebrauch des Estragons als erstrangige Würzpflanze.

Verwendung: Zu Fleisch einschließlich Wild und Geflügel, Fisch, Salaten, eingelegten Gurken, Essig und Senf, Suppen und Soßen.

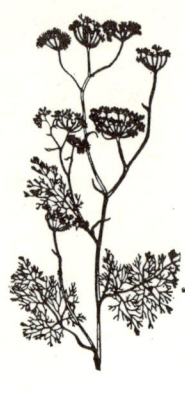

Fenchelfrüchte

Der gelbgrün blühende, bis mannshohe Fenchel (Foeniculum vulgare, Doldengewächse) war schon im alten Ägypten als Würzkraut bekannt. Im deutschsprachigen Raum werden die ölreichen Früchte wegen ihrer antibakteriellen Wirkung überwiegend arzneilich und zwar bei Blähungen und Husten etc. gebraucht. Ein Blick über die Grenzen nach Westen und vor allem Süden vermittelt uns ein anderes Bild und gibt Anregungen für die heimische Küche: In Frankreich ist Fenchel ein würzender Bestandteil der Fischsuppe und anderer Fischgerichte. In Italien verleiht man damit dem Schweine- und Kalbfleisch eine eigene Note. Auch Salattunken werden dort mit Fenchelfrüchten versetzt, wenn man nicht gleich einen ganzen Fenchelsalat aus Florentiner Fenchelknollen (Finocchio) vorzieht.

Der bei uns angebaute Fenchel wird in zwei Qualitäten und Preislagen angeboten: Als ölreicher (über 4,5 % ätherisches Öl) und arbeitsintensiver Kamm- oder Traumelfenchel und als ölärmerer (ca. 3,5 %) Strohfenchel. Letzterer ist preiswerter und für Würzzwecke vollauf genügend. Außerdem werden in der Bundesrepublik gute ausländische Qualitäten (auch kleinfrüchtige) verkauft. Frische Fenchelblätter sind ebenfalls eßbar.

Verwendung: Probieren Sie einmal einen kleinen Fenchelzusatz zu Pichelsteiner, Gemüsesuppe, Rote-Rüben-Salat, Rotkraut und anderen Kohlarten. Die Verträglichkeit aller Gerichte wird durch Fenchel verbessert und besonders Blähungen (Kohl!) vorgebeugt.

Fette und fette Öle

Fette und Öle sind in erster Linie energiereiche Nahrungsmittel. Sie haben aber auch mit dem Schmecken zu tun, da sie ein Aromaträger für die zahlreichen fettlöslichen Aromastoffe sind. Hier liegt ein geschmackliches Hauptproblem jeglicher Schlankheitskost: Durch den zwangsläufig geringen Fettanteil schmeckt sie trockener und „leerer". Man denke nur an den Geschmacksunterschied zwischen Sahnequark und Magerquark.

Fett steigert den Geschmackseindruck auch dadurch, daß es die Nahrung sämiger macht und intensiver mit dem Geschmacksrezeptoren in Berührung bringt. Dies alles zu wissen, ist für Übergewichtige ein nur schwacher Trost. Hilfreicher ist da schon der Tip, kalorienreduzierte Kost etwas kräftiger zu würzen.

Fines herbes

Feine Kräuter (fines herbes) wachsen in Frankreich besonders in der Provence. Von dort kommen mehrere der bis zu zehn Komponenten, aus denen fines herbes bestehen, nämlich Oregano, Salbei, Rosmarin und Thymian. Außerdem werden Bohnenkraut, Petersilie, Basilikum, Kerbel, Schnittlauch und Majoran beigemischt. Unmittelbar beim Kochen kommen öfters noch feingeschnittene gedünstete Champignons oder Trüffeln dazu.

Ähnlich zusammengesetzt sind die

Herbes de Provence, welche an Stelle von Salbei und Petersilie Anis und Lavendelblüten enthalten. Beide Kräutermischungen eignen sich für Wild, Geflügel, Braten und Soßen.

Fischgewürz

Da Fisch — besonders in gekochter Form — relativ arm an (erwünschten) Aromastoffen ist, kommt man mit einem einzigen Würzkraut zum Fischsud nicht aus. Der Handel bietet fertige Fischgewürzmischungen an, ohne oder mit Kochsalzgehalt. Eine solche Komposition enthält beispielsweise Oregano, Petersilie, Rosmarin, Knoblauchgranulat, Salbei, Wacholderbeeren und Lorbeerblätter. In anderen Kompositionen findet man Zwiebelgranulat, Senfkörner, Koriander, Pfeffer, wenig Gewürznelken, Dill, Piment und Ingwer sowie Chilies, letztere allerdings nicht in der deutschen Küche. Schon die Vielzahl der genannten Gewürze verrät: Kochfisch kann einiges an Aromaspendern „vertragen", zumal die würzenden Kräuter nicht mitgegessen werden, sondern im Sud verbleiben.

Fleischaromen

Natürliche Fleischaromen, dem altbekannten Liebig'schen Fleischextrakt (siehe unten) ähnlich, jedoch von sensorisch weit besserer Qualität, werden von der Nahrungsmittelindustrie gern verwendet zur Geschmacksgebung bestimmter Fleisch-Fertiggerichte, wie zum Beispiel Gulasch- und Hühnersuppe.

Zur Herstellung von Fleischaromen werden tiefgefrorene Rohstoffe, die in großen Mengen in der fleischverarbeitenden Industrie anfallen, auf geeigneten Maschinen zerkleinert. Das dabei anfallende breiartige Gut wird extrahiert, von den Feststoffanteilen getrennt und nach Durchlaufen verschiedener Arbeitsgänge konzentriert. Je nach späterem Verwendungszweck werden dem Konzentrat geruchs- und geschmacksgebende Komponenten, z.B. Gewürzmischungen, zugefügt, so daß dem Weiterverarbeiter eine breite Palette von Basisprodukten zur Verfügung steht. In gleicher Weise wird mit Produkten verfahren, die bei der industriellen Verarbeitung von Hühnern anfallen. Nach Bekunden der DRAGOCO-Fachleute erhält man daraus ebenso schmackhafte und vielseitig anwendbare Geflügelaromen.

Die gewonnenen Fleischaromen sind standardisierte, flüssige oder trockene Produkte und zeigen bezüglich Geruch, Geschmack, Aussehen und Konsistenz von Charge zu Charge praktisch keine Unterschiede, so daß der Weiterverarbeiter mit stets gleichbleibenden Qualitäten beliefert wird.

Neue Trends auf dem Nahrungsmittelsektor werden durch die verschiedensten Ursachen gefördert, beispielsweise durch die Weiterentwicklung von Fertiggerichten für Haushalte und Gemeinschaftsverpflegung. Sie führen zwangsläufig zu einer Veränderung der Verbrauchergewohnheiten und werden von den Marketingabteilungen der Lebensmittelhersteller rasch erkannt und von den anwendungstechnischen Labors der Aromenlieferanten den neuen Tendenzen angepaßt.

Fleischextrakt

Hätte es zu Zeiten des berühmten Chemikers Justus von Liebig (* 1803 † 1873) schon Tiefkühlketten gegeben, der Liebig'sche Fleischextrakt, mit dem Mitte des 19. Jahrhunderts auch der Münchner Hofapotheker Max v. Pettenkofer experimentierte, wäre wohl nicht erfunden worden.

Zur damaligen Zeit war die Herstellung eines gehaltreichen Fleischauszuges die einzige Möglichkeit, das in Südamerika (v.a. Uruguay) erzeugte Rindfleisch zu weiter entfernten Verbrauchern zu transportieren. Etwa 30 kg Rindfleisch liefern 1 kg hochwertigen, appetitanregenden Fleischextrakt mit knapp 20 % Wassergehalt. Die Herstellung geschieht in etwas einfacherer Weise als oben bei Fleischaromen beschrieben.

Verwendung: Zu guten Bouillonwürfeln, Fertigsuppen und zum Abschmecken von Soßen.

Frankfurter Grüne Soße

enthält Petersilie, Schnittlauch, Dill, Borretsch, Gartenkresse, Pimpinelle (kl. Wiesenknopf) und Sauerampfer. Sie paßt zu harten Eiern, Fisch und Fleisch.

French dressing

French dressing und **Italian dressing** haben nichts mit der Kleidermode der beiden Länder, sondern mit der internationalen Kochmode zu tun, denn es handelt sich hier um zwei erfolgreiche Salatsoßen der gehobenen Küche. Gemeinsam sind beiden Fertigsoßen die Bestandteile Öl, Essig, Paprika und Pfeffer, weshalb sie beide sauer und ein wenig scharf schmecken. Bei den weiteren Ingredienzen trennen sich dann die Geschmackswege und teilweise auch die Verwendungsmöglichkeiten: French dressing schmeckt durch Tomatenmark und besonders seinen Zuckergehalt zusätzlich süß, Italian dressing durch den in Italien unvermeidlichen Oregano, dazu Basilikum, Estragon, Zitronensaft und Knoblauch in homöopathischer Dosis zusätzlich aromatisch.

Während die italienische Soße ausschließlich für Salate vorgesehen ist, paßt die französische darüber hinaus zu Schalentieren, Rohkost und harten Eiern. Außerdem kann man damit kalte Speisen garnieren.

Galgantwurzelstock

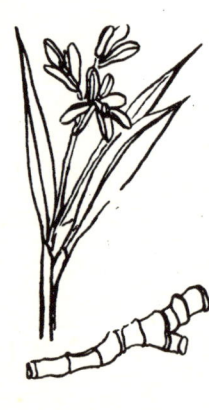

Der zu den Ingwergewächsen zählende Galgant wird in drei geschmacklich und aussehensmäßig unterscheidbaren Sorten angeboten. Am bekanntesten ist bei uns der auch zu Heilzwecken als Tonikum gebrauchte offizinelle kleine Galgant aus Südchina (Alpinia officinarum), welcher in den südostasiatischen Anbaugebieten Thailand und Vietnam die Bezeichnung Laos hat. Der zu fingerlangen Stücken geschnittene, beim Trocknen braun werdende Wurzelstock enthält etwa 1 % ätherisches Öl und ein brennend scharf schmeckendes Harz. Das an Ingwer erinnernde Gewürz wird in den asiatischen Erzeugerländern zu Currygerichten verwendet. In Deutschland ist Galgant Bestandteil einiger Magenbitter, beispielsweise Boonekamp. Zum Würzen wird in Europa der große Galgant (Alpinia galanga) bevorzugt, weil er nicht so scharf, aber leider auch nicht so aromatisch schmeckt. Der große Galgant wird vor allem in Indonesien und Südindien kultiviert. Man unterscheidet eine hellgelbe und eine rote Varietät. In unserem Land wird nur die rote Sorte in Scheiben oder als Pulver angeboten.

Verwendung: Teilweise Bestandteil von fertigem Currygewürz; versuchsweise zu Fisch, besonders Hering.

Gartenkressekraut

Die anspruchslose Gartenkresse (Lepidium sativum) gehört zur großen Familie der Kreuzblütler, zu welcher auch Senf, Raps, Rettich und die verschiedenen Kohlarten zählen.

Gartenkresse ist die ideale Pflanze, um das Interesse der Kinder am Garten zu wecken, denn mit nur drei Wochen Frist von der flachen Aussaat in gut feuchte Erde bis zur Ernte wird die kindliche Ungeduld nicht überansprucht. Sobald die jungen Pflanzen gut fingerlang sind, werden sie knapp über der Erde abgeschnitten. Im Topf gezogen, liefert die Gartenkresse bereits im Spätwinter das erste schmackhafte und vitamin-C-reiche Grün. Die wie so viele Würzpflanzen aus Nahost kommende einjährige Gartenkresse enthält im jungen Stadium nur wenig und damit gerade genug Senföl, dessen Gehalt im Verlauf der Vegetationsperiode zu unangenehmer Schärfe ansteigt. Wer den feinen Kressegeschmack liebt, muß daher durch Folgesaaten im Zweiwochenabstand für stets neue Pflänzchen sorgen.

Verwendung: Zur Rohkost, auf Salaten, Quark, zur optischen und geschmacklichen Bereicherung kalter Platten, feingeschnitten auch zum Bestreuen von Steaks.

Die nahe verwandte, in langsam fließenden Bächen wachsende einheimische **Brunnenkresse** (Nasturtium officinale) enthält ebenfalls Senfölbestandteile. Man kann ihre jungen Blättchen wie Gartenkresse verwenden, sie schmecken aber etwas bitter. Die Kneipp-Werke in Würzburg und Schoenenberger fertigen aus frischer Brunnenkresse einen Pflanzen-Preßsaft, welcher zur sog. Blutreinigung dient.

Genußsäuren

Bei den zum Verzehr geeigneten organischen Säuren handelt es sich hauptsächlich um Essigsäure, welcher ein eigenes Kapitel gewidmet ist, Milchsäure, Äpfelsäure, Weinsäure und Zitronensäure. Eine Sonderstellung nimmt die Ascorbinsäure ein, denn sie ist bekanntlich das Skorbut verhütende Vitamin C. Alle sechs genannten Säuren besitzen eine konservierende Wirkung und Nährwert. Dieser muß nach der Diät-Verordnung bei diätetischen Lebensmitteln pro Gramm mit 13 Kilojoule (= 3 Kilokalorien) angegeben werden. Die entsprechenden Vergleichszahlen für Kohlenhydrate und Eiweiß sind 17 Kilojoule (= 4 Kilokalorien).

Die organischen Säuren sind in der Natur viel weiter verbreitet, als aus ihren Namen ersichtlich ist. So ist die durch bestimmte Bakterien gebildete Milchsäure nicht nur in saurer Milch, sondern zum Beispiel auch in Sauerkraut enthalten. Zitronensäure findet man in kleiner Menge auch im Blut; sie hat im menschlichen und tierischen Stoffwechsel eine überaus wichtige Funktion (Zitronensäurezyklus). Äpfelsäure kann man aus Vogelbeeren gewinnen.

Milch-, Zitronen-, Äpfel- und Weinsäure wirken abführend (saurer Wein) und unterstützend bei Magensäuremangel (v.a. Zitronensäure).

Von den wenigen Grundgeschmäcken harmoniert sauer mit süß am besten. Oft nur ein paar Messerspitzen beziehungsweise Tropfen vom jeweils ergänzenden Grundgeschmack erheben ein als „pappsüß" oder „krachsauer" empfundenes Gericht zur Gaumenfreude. Das haben die ostasiatischen Köche schon lange erkannt. Eine natürliche Mischung sauer/süß ist in den meisten Früchten enthalten.

Anmerkung: Für die menschliche Ernährung praktisch ohne Bedeutung, in konzentrierter Form sogar gefährlich sind die anorganischen Mineralsäuren, wie Schwefel-, Salpeter-, Phosphor- und Salzsäure. Letztere ist in stark verdünntem Zustand im menschlichen Magen vorhanden. Phosphorsäure wird in selbstverständlich unbedenklicher Menge Cola-Getränken zugesetzt.

Gewürzextrakte

In der Industrie, in Großküchen und Kantinen erzeugte Nahrungsmittel verlangen nicht nur fertige Mischungen aus zerkleinerten Gewürzen, sondern auch Gewürzextrakte, die als standardisierte Produkte von gleichbleibender Beschaffenheit sind und dem Weiterverarbeiter entweder in der flüssigen oder Trockenform angeboten werden, je nachdem, welchen Zwecken sie dienen sollen.

In der Bundesrepublik stellen mehrere Großbetriebe solche Gewürzauszüge her. Am Beispiel der Firma DRAGOCO in Holzminden sei demonstriert, daß diese —trotz unvermeidlicher technischer Prozeduren — bestmöglich naturbelassen sind. Man verwendet in der Praxis verschiedene Extraktionsmittel, die die Eigenschaften eines Extraktes beeinflussen können, in erster Linie seine Löslichkeit. Diese wiederum ermöglicht und bestimmt seinen späteren Anwendungsbereich, beispielsweise in wässrigen (z.B. Sauerkonserven) oder ölhaltigen (z.B. Feinkost) Nahrungsmitteln.

Als Extraktionsmittel eignen sich niedrig siedende Lösungsmittel, wie Petroläther, Alkohol, aber auch flüssiges Kohlendioxid, falls besondere Umstände den Einsatz tief siedender Lösungsmittel erfordern. Bitte, bekommen Sie keinen Schrecken wegen der so chemisch klingenden Bezeichnungen! Es handelt sich hier um Flüssigkeiten, die bei den zu lösenden Gewürzbestandteilen keine Veränderungen bewirken, und außerdem bleibt von ihnen nach ihrer Entfernung durch Destillation nichts im fertigen Gewürzauszug. Sie werden praktisch 100 %ig aus dem Gewürzextrakt entfernt. Und damit es nicht etwa doch nur 99 % sind, wacht darüber ein personell und apparativ ungewöhnlich gut ausgestattetes Kontrollabor. Gleichgültig, welches Verfahren angewendet wird: moderne Technologie und eine Menge know-how schenken dem Verbraucher erstaunlich naturnahe Gewürzextrakte.

Ein sehr wichtiges und bewährtes Uraltverfahren der Lebensmittelhaltbarmachung ist der Entzug von Wasser durch Trocknung. Als sehr substanzschonend hat sich bei Gewürz- und Heilpflanzenextrakten die Sprühturmtrocknung erwiesen. Ein Sprühturm ist ein oft mehrere Stockwerke hoher zylindrischer Behälter, in welchem von oben beispielsweise der flüssige Gewürzextrakt in einen Heißluftstrom eingesprüht wird. In Sekundenbruchteilen — und darum sehr schonend — wird hier den feinen Extrakttröpfchen die Feuchtigkeit entzogen. Übrig bleiben Milliarden winziger Trockenextraktkügelchen, die aus dem Luftstrom herausgewirbelt und in Behältern gesammelt werden.

In den meisten Fällen fügt man dem Flüssigextrakt Trockenhilfsstoffe bzw. Trägerstoffe (z.B. Glukose oder Gummi arabicum) hinzu, welche die Trocknung erleichtern und die Qualität der Trockenprodukte erhöhen.

Gewürznelkenblütenknospen

Die vor dem Aufblühen gezupften Blütenknospen des bis 20 Meter hohen immergrünen Gewürznelkenbaumes (Syzygium aromaticum) enthalten bis zu 20 %(!) ätherisches Öl. Hauptbestandteil des brennend-aromatisch schmeckenden Öles ist das Eugenol (bis 90 % Anteil). Anhand einer alten Apothekerregel können Sie beim Kauf von Nelken schnell feststellen, ob Ihnen ölreiche oder minderwertige Ware angeboten wird: Drücken Sie einfach den Daumennagel in die Stielchen einiger Nelken. An den Druckstellen muß das Öl deutlich hervortreten. Auch durch die Schwimmprobe kann man sich von der Nelkenqualität überzeugen: Teilentölte Blütenknospen schwimmen w a a g r e c h t auf dem Wasser, während gehaltreiche Ware entweder untersinkt oder aufrecht schwimmt.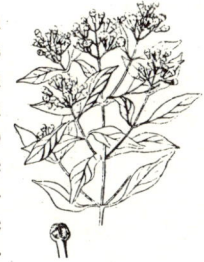
Wegen der Flüchtigkeit des ätherischen Öles sollten stets ganze Nelken gekauft werden.

Gewürznelken waren schon vor über 2000 Jahren in Ägypten und China bekannt, ein Beweis für sehr frühe Handelsverbindungen mit den Molukken, der Heimat des Nelkenbaumes. Heute sind neben Indonesien die Hauptproduktionsgebiete die Inseln Pemba, Madagaskar und Sansibar, welches zwei gekreuzte Nelken sogar zum Staatswappen erhob.

Verwendung: Im Gegensatz zu früher haben Nelken und Nelkenöl heute nicht mehr viel mit Pharmazie und (Zahn-)Medizin zu tun. Viel größer ist ihre Bedeutung als Gewürz, beispielsweise zu Punsch, Glühwein, Likören, Fischsud, Gewürzgebäck (Lebkuchen, Spekulatius) und gekochtem Obst. In „homöopathischer" Dosierung paßt Nelkengeschmack durchaus auch zu Fleisch, insbesondere zu Beizbraten und Wild. Der Welt weitaus größter Nelkenver(b)raucher ist Indonesien. Hier werden jährlich viele hundert Tonnen zur Würzung des Zigarettentabakes benötigt, mehr als das Land selbst erzeugt.

Glutamat

Das chemisch einfach gebaute (Mono-)Natriumsalz der Glutaminsäure (vereinfacht Glutamat genannt) gehört zu einer kleinen Gruppe von Substanzen, welche einen nur leichten oder fast keinen Eigengeruch und -geschmack besitzen, aber schon in geringer Menge das Aroma vieler Speisen beträchtlich erhöhen. So betrachtet ist Glutamat in der üblichen Dosierung selbst k e i n Gewürz, sondern ein Geschmacksverstärker, den man bei allen Speisen außer süßen verwenden kann.
Glutamat ist ein in Sojasoße (s. dort) sowie dem an den japanischen Küsten wachsenden Tang Laminaria japonica enthaltenes Naturprodukt und seit Jahrhunderten in der fernöstlichen Küche gebräuchlich. In europäischen Kochbüchern —auch neueren — wird man indes vergeblich nach diesem in reiner Form kristallin-weißen Pulver suchen. Erst seit dem 2. Weltkrieg wird Glutamat bei uns zunehmend, oft ohne Wissen der Hausfrau, in Fertigsuppen, Streuwürze bekannter Marken und Gewürzzubereitungen zur Geschmacksintensivierung vor allem von Fleisch und Fisch gebraucht.

Obwohl Glutaminsäure eine Aminosäure und natürlicher Bestandteil von Eiweiß ist, wurde ihr Abkömmling Glutamat vereinzelt als leberschädlich verdächtigt. Für diese Ansicht gibt es nach Auskunft maßgeblicher Pharmakologen keine seriösen Belege — ein erfreulicher Befund, denn die Menschheit konsumiert jährlich viele tausend Tonnen Glutamat. Lediglich bei unsinnig hoher Überdosierung von etwa 2 Gramm pro Mahlzeit (statt etwa 0,5 g) werden Nebenwirkungen wie Herzklopfen beobachtet. In diesen Mengen tritt zudem ein unerwünschter süßlicher Beigeschmack auf. Die größten Glutamaterzeuger sind die USA, Japan und Italien. Als Ausgangsstoffe dienen Melasse und Weizenkleber.

Neben Glutamat sind in jüngerer Zeit noch einige zum Teil vielfach intensiver wirkende

Geschmacksverstärker entdeckt worden. Technisch leicht zugänglich sind Aminosäurengemische, die man durch Zerlegen (Hydrolyse) von Eiweiß, wie Fischmehl, Kasein und Hefe gewinnt und die an Stelle des viel teureren Fleischextraktes verwendbar sind. Aus Pilzen, die wir ja generell wegen ihres intensiven Aromas schätzen, werden spezielle Aminosäuren extrahiert. Sie sind dem Glutamat weit überlegen.

Häufig ergänzen sich einzelne Geschmacksverstärker gegenseitig im Sinne einer echten Potenzierung. Dies gilt etwa von einer Mischung aus 95 % Glutamat mit 5 % bestimmter Nucleotidsalze* (z.B. Di-natrium-5'-inosinat), mit welcher Fleischspeisen etwa zehnfach intensiver schmecken als mit reinem Glutamat. Dementsprechend braucht man hiervon nur den zehnten Teil und verbessert so die Verträglichkeit ganz entscheidend.

Zur Verstärkung des s ü ß e n Geschmackseindruckes eignet sich das Maltol. Es entsteht in der Hitze aus Malz- und Milchzucker. Der Abkömmling Äthylmaltol ist noch wirksamer. Von ihm braucht man nur ein paar Milligramm auf 100 Gramm Süßspeise.

An den Geschmacksverstärkern ist insbesondere die Nahrungsmittelindustrie interessiert, weil diese die Möglichkeit zur Herstellung weniger „nach Büchse" schmeckender Fertiggerichte geben.

Honig

Das einzige Süßungsmittel von Bedeutung war noch vor wenigen Generationen der Honig. Er schmeckt nicht nur rein süß wie Zucker, sondern durch Spuren von Blütenduftstoffen etc. bekanntlich auch aromatisch. Je nach der als Nektarlieferant dominierenden Blütenart werden viele Honigsorten geruchlich und farblich unterschieden, beispielsweise Klee-, Linden- und Akazienhonig. Durch besondere Kopfdrüsensekrete der Biene wird der Blütennektar unter anderem zu mindestens 70 % Invertzucker umgewandelt, einer natürlichen Mischung von Traubenzucker (= Glukose) und Fruchtzucker (= Fructose). Der Rest besteht hauptsächlich aus etwa 20 % Wasser, Eiweiß, organischen Säuren und sehr wenig Vitaminen. Honig ist ein wichtiger Aromaspender in Lebkuchen und Honigkuchen, ebenso in Honig-Met (z.B. Kneipp) und Honiglikör (Bärenfang).

---

* Nucleotide entstehen durch Alkalieinwirkung aus Ribonukleinsäuren. Diese sind in jeder pflanzlichen und tierischen Zelle für Aufbaureaktionen verantwortlich.

Hopfenzapfen·

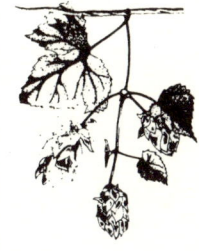

Eines der meistgebrauchten Gewürze der Welt ist der Hopfen (Humulus lupulus), obwohl er zum Aromatisieren (und Haltbarmachen) nur eines Getränkes dient, des Bieres. Fast eine Million Doppelzentner werden weltweit pro Jahr erzeugt. Süddeutschland produziert in seinen traditionellen bayerischen, fränkischen und württembergischen Anbaugebieten Hallertau, Spalt und Tettnang allein jährlich über 300 000 Doppelzentner. Die eine Hälfte davon kommt in die heimischen Sudkessel, die andere wird exportiert.

Bier (s. dort) war die längste Zeit seiner 9000 (!) jährigen Geschichte ein hopfenfreies Gebräu. Obwohl die Schlingpflanze Hopfen in den deutschen Auenwäldern wild wächst, legten bei uns Fremde — gefangene Wenden — im Jahr 736 den ersten Hopfengarten in der Hallertau bei Geisenfeld an. Die zweitälteste Nachricht vom Hopfen stammt vom Frankenkönig Pippin um 750, dem Vater Karls des Großen. Von da an nahmen sich die Klöster der zweihäusigen, das heißt in männlichen und weiblichen Exemplaren wachsenden Pflanze an. Schon bald erkannte man, daß die weiblichen Hopfenpflanzen mehr Bitterstoffe, Harz und ätherisches Öl bilden, wenn sie jungfräulich bleiben. Also emanzipierte man das weibliche Geschlecht konsequent, merzte das männliche in den Kulturen völlig aus und vermehrte die „Damen" durch Wurzelstecklinge. So ist es bis auf den heutigen Tag geblieben.

Die genannten Hopfeninhaltsstoffe sind in den zapfenartigen Blüten nicht gleichmäßig verteilt, sondern in eigenartig geformten Drüsenschuppen konzentriert, die unter dem Mikroskop wie ein locker gehaltenes Mikadospiel aussehen. Die erste Kenntnis dieser Lupulin genannten bernsteinfarbenen Schuppen verdanken wir dem Pariser Apotheker Planché (1813).

Hopfen gehört wie der Hanf (Haschisch, Marihuana) zur Familie der Cannabaceen, ist aber im Gegensatz zum Hanf ein nur mildes Narkotikum, das medizinisch bei Nervosität und leichten Schlafstörungen — oft zusammen mit Baldrian — sowie bei nervösen Magenbeschwerden gebraucht wird.

In den Anbaugebieten werden junge Hopfensprossen, in Butter gedünstet, als feines, spargelähnliches Gemüse gegessen. Blanchierte Sprossen schmecken mit Öl und Zitronensaft auch als Salat recht gut. Beide Spezialitäten sind für den Normalverbraucher kaum erreichbar, da Hopfensprossen auf dem grünen Markt nur lokal gehandelt werden.

Ingwerwurzelstock

Schon Konfuzius, der chinesische Philosoph und Religionsstifter, schätzte den handförmigen, scharf-aromatisch schmeckenden Wurzelstock des Ingwers sehr. Das ist 2500 Jahre her und noch jetzt ist dieses Gewürz im frischen oder getrockneten und geschälten Zustand ein wichtiger Bestandteil der chinesischen und indischen Küche. Heute wird die bis hüfthohe, den

* Der Verfasser dankt Herrn Heinz Knauer/Kauzenbräu Ochsenfurt für Literatur und Zahlenmaterial.

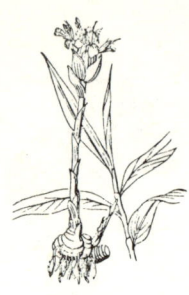

Schwertlilien ähnliche gelbblühende Pflanze außer in ihrer südostasiatischen Heimat auch in Jamaika, Florida, Brasilien, Afrika und anderen tropischen Gebieten angebaut. Trotz des weltweit großen Verbrauches zu Fleisch, Fisch, Reis, Currygerichten, süßsauren Speisen, kandiert, in Kuchen und Limonade (ginger ale) haben die Deutschen und die Franzosen noch kein rechtes Verhältnis zu diesem interessanten Gewürz. Bei uns sind Ingwerstäbchen und kandierter Ingwer wohl am bekanntesten. Diese Zurückhaltung ist bedauerlich und schwer zu erklären, denn auch im Abendland hat Ingwer eine 2000jährige Überlieferung, wie wir von Dioskurides, dem großen Arzt-Apotheker in Neros Heer wissen. Dioskurides glaubte damals, der Ingwer wachse in Arabien, weil er von dort nach Rom gelangte. Die Araber waren indes, wie bei so vielen exotischen Gewürzen, nur die geschäftstüchtigen Zwischenhändler fernöstlicher Erzeuger.

Mit Ingwer sollte sich die Hausfrau mehr befassen. Ein erster Versuch mit einem gestrichenen Teelöffel voll Ingwerpulver wird beim nächsten Sauerbraten empfohlen. Eine Geschmacksabwechslung ist auch ingwerhaltiger süßsaurer Kürbis, dessen einfache Herstellung im Rezeptteil erläutert ist.

Wie aus dem wissenschaftlichen Namen Zingiber o f f i c i n a l e zu ersehen ist, war Ingwer wegen seines Gehaltes an ätherischem Öl früher auch eine Heilpflanze. Und dies aus gutem Grund, ist er doch hilfreich bei Appetitmangel, Verdauungsschwäche und Blähungen. Außerdem wirkt die Droge schweißtreibend.

Käse

Dank seines hohen Eiweiß-, Fett- und Milchzuckergehaltes ist Käse in erster Linie ein energiereiches Nahrungsmittel. Bestimmte Käsesorten haben aber zusätzlich auch Würzeigenschaften. Dies gilt insbesondere für den schon von Plinius genannten geriebenen Parmesankäse, ohne den Spaghetti und viele andere italienische Speisen wie Fleischgerichte und Gemüse undenkbar sind.

Dieser, zu halbzentnerschweren Laiben geformte Hartkäse aus Parma, wird mit Safran gefärbt. Er braucht wenigstens drei Jahre Reifungszeit. Die Aromastoffe, darunter sogenannte niedere Fettsäuren, entstehen durch die Enzymwirkungen bestimmter Bakterien. Als aromareicher Reibkäse eignet sich ferner der schweizerische Sbrinzkäse.

Kaffee

Die unter den mehr als 50 Coffea-Arten wirtschaftlich allein bedeutenden zwei Sorten Coffea arabica (ca. 80 % der Welterzeugung) und Coffea canephora = robusta (ca. 20 %) haben mit dem Schwarztee einige Gemeinsamkeiten: Beide enthalten Coffein und Gerbstoff, beide sind kleine Bäume der heißen Klimazonen, denen in der Kultur die Buschform aufgezwungen wird, und beide entwickeln ihr volles Aroma erst durch menschliches Zutun.

Beim Kaffee ist dieses Zutun energischer: Die Rösttemperatur der vom kirschähnlichen Fruchtfleisch plus Pergamenthülle befreiten Samen wird kurzzeitig auf über 200 Grad hochgetrieben. Das Ergebnis überrascht weniger optisch — Farbwechsel von grünlich nach kaffeebraun — als geruchlich und damit chemisch. Quasi aus dem Nichts entstehen mindestens 500 (fünfhundert!) zuvor nicht vorhandene Röststoffe, darunter vor allem sogenannte Furane, aliphatische und aromatische Verbindungen! Sie machen trotz ihres enormen Duftvolumens im frisch gerösteten Kaffee nur 1 Promille aus, im auch nur kurze Zeit gemahlenen wesentlich weniger. Kein Wunder, daß viele dieser Minikomponenten des Kaffeearomas, aber auch Gerüst- und Bräunungsstoffe der Bohnen noch unbekannt sind.

Es hat lange gedauert, bis der Kaffee mit 169 Litern pro Kopf und Jahr (1978) zu unserem Spitzengetränk — noch knapp vor dem Bier mit 150 Litern — aufrückte. Die alten Hochkulturen kannten den Kaffee offenbar nicht, weil ihn keiner der sonst so bewährten alten Schriftsteller erwähnt. Man fand bisher auch noch nie Kaffeebohnen in ägyptischen Grabbeigaben.

Mit einiger Wahrscheinlichkeit wurde der erste Kaffee im Jemen oder in Äthiopien getrunken, denn in diesen Ländern wächst die lorbeerblättrige, weißblühende, jasminduftende Coffea arabica wild. Vielleicht war der erste Kaffeeröster ein Hirte zu Zeiten Mohammeds, der sein Feuer mit Kaffeezweigen schürte, dabei zufällig ein paar Bohnen röstete — und neugierig wurde. Allah sei ob dieses wunderbaren Zufalls gepriesen — wenn es so war.

Die Türken sorgten für die Verbreitung des neuen Getränkes, freilich offenbar mit orientalischer Gelassenheit und zum Teil unfreiwillig. Erst um etwa 1550 hatte Kairo sein erstes Kaffeehaus. Hundert Jahre später folgten Paris und London und nochmals fast ein Menschenalter darauf — 1684, nach dem Sieg über die Türken — begann Wien seinen Aufstieg zur Metropole der Kaffeegenießer. Heute werden die Bohnen in zahlreichen Ländern geerntet, angeführt von der Kaffeegroßmacht Brasilien.

Zum Schluß noch ein paar Tips zur richtigen Kaffeezubereitung: 1. Das Wasser soll beim Überbrühen nicht mehr sprudelnd kochen, sondern schon ein paar Grad abgekühlt sein. 2. Wegen der großen Aromaflüchtigkeit sollte der Kaffee nur in der jeweils benötigten Menge unmittelbar vor dem Brühen s e l b s t und wegen der größeren Ergiebigkeit feinstmöglich gemahlen werden (Filterkaffee). 3. Kaufen Sie nur wirklich f r i s c h gerösteten Kaffee und in kleineren Abpackungen. 4. Bewahren Sie die Bohnen in luftdicht schließenden Behältern kühl auf.

Viel weniger Mühe macht bekanntlich die Zubereitung des Instant-Kaffees, aber die größere Bequemlichkeit wird durch eine spürbare Aroma-Einbuße erkauft, wenngleich die Hersteller von löslichem Kaffee ihre Produkte stetig verbessert haben und dies im Verlauf der künftigen Kaffeearomaforschung auch weiterhin tun werden. Instantkaffee ist wohl der günstigste Ausgangsstoff für die Verwendung des Kaffeearomas zu Nachspeisen, Tortenfüllungen und Mixgetränken. Aromastarke Kaffeeliköre werden durch Extraktion frisch gerösteter, zerkleinerter Kaffeebohnen mit verdünntem Weingeist bereitet.

Aromastark ist auch der **Mokka,** denn er wird aus kräftig schmeckenden Kaffeemischungen stark zubereitet. Früher war Mokka eine Herkunftsbezeichnung für arabischen Kaffee, der über den jetzt versandeten Rotmeerhafen Mokka verschifft wurde.

Stark nur in der Koffeinwirkung, nicht jedoch im Aroma ist der italienische und französische **Espresso,** zum einen, weil der Heißdampf der Espressomaschinen dem Aroma schadet, und zum anderen, weil von vornherein für diese Zubereitungsart billigere Sorten verwendet werden.

Kakao

Die Bohnen des in vielen Tropenländern — voran Ghana und Brasilien —
angebauten Kakaobaumes (Theobroma cacao) stammen ursprünglich, wie
die geschmacklich ideal zu ihnen passenden Vanilleschoten, aus den feucht-
heißen Tropenwäldern Amerikas. So kann es durchaus vorkommen, daß

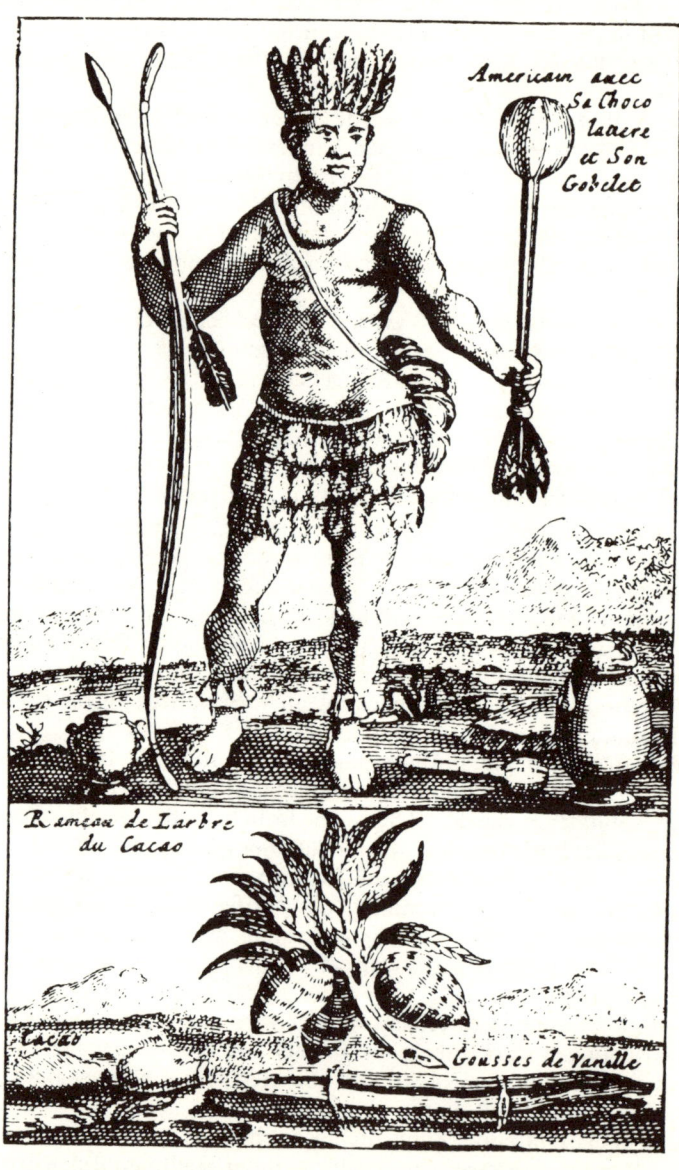

Mexikaner mit Gefäß für die Kakaozubereitung und Becher.
Unten: Zweig des Kakaobaumes und gebündelte Vanilleschoten.

sich zwischen den direkt am Stamm eines Kakaobaumes leuchtenden Blüten und ihren gerippt-zitronenförmigen Früchten eine Vanilleorchidee paradiesisch emporrankt. Schon Montezuma und seine Azteken kannten die Geschmacksharmonie der beiden äußerlich so verschiedenen Früchte bzw. Samen.

Beide entwickeln ihr Aroma erst nach einem Fermentationsprozeß. Dazu werden die je Kakaofrucht bis zu 50 Samen (Bohnen) von der Fruchtschale und dann dem Fruchtfleisch getrennt und nach der Fermentation in der Sonne getrocknet. Das so gewonnene Halbfertigprodukt wird in den Kakaofabriken geröstet, zerstoßen, von den braunen, in Arzneitees verwendeten Samenschalen befreit, teilentfettet (Kakaobutter) und zu Pulver vermahlen.

Kakaopulver und die ähnliche Trinkschokolade werden nicht nur als kalorienreiches Getränk, sondern auch zum Aromatisieren von Lebkuchen, Soßen, Puddings, Gewürzkuchen, Glacierungen, Tortenfüllungen und Likören verwendet. Bitterschokolade wird in Mexiko sogar mit Chilies kombiniert.

In Europa wurde das vom „Indianerkiller" Cortez 1520 nach Spanien gebrachte Schokoladengetränk ursprünglich als Triebstimulanz angesehen, was seiner Verbreitung in den wohlhabenden Schichten nur förderlich war. Die Kakaobohne hat durch ihren Gehalt an Theobromin und Coffein tatsächlich eine anregende Wirkung. Diese ist aber allgemeiner Art, ähnlich Tee und Kaffee, jedoch milder.

Kalmuswurzelstock

Die bis hüfthohe, ausdauernde Sumpfpflanze Kalmus (Acorus calamus) stammt aus dem Himalayagebiet und war trotz der großen Entfernung bereits den Griechen und Römern bekannt. In unserem Klima gelangt der Kalmus nicht zur Fruchtreife. Er entwickelt hier nur „halbfertige" grüne Blütenkolben und vermehrt sich vegetativ durch Ausläufer.

Zu Arznei- und Würzzwecken wird der handspannenlange, Daumenstärke erreichende Wurzelstock (Rhizom) in ungeschälter oder geschälter Form verwendet. Er enthält durchschnittlich 2,5 % unverwechselbar riechendes ätherisches Öl, welches durch den Zweitnamen des Kalmus, nämlich „Deutscher Ingwer", nur unzureichend charakterisiert wird, außerdem Bitterstoffe und Gerbstoffe.

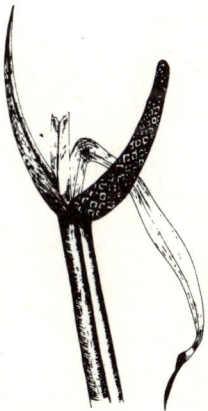

Kalmus ist eine Magendroge, die auch im Lebensmittelbereich in diesem Sinne gebraucht wird, und zwar als Bestandteil von Magenlikören.

Die Wildsammlung von Kalmus ist nicht mehr zu empfehlen, da der prozentual nennenswerte Bestandteil Asaron des ätherischen Öles gesundheitsschädlich sein kann. Es gibt aber auch asaronfreie, zum Anbau geeignete Kalmusrassen.

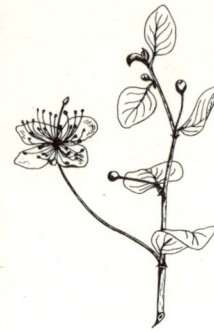

Kapernblütenknospen

Die Königin der Nacht erfreut das Auge nur eine Nacht, die tagsüber blühende blaßrosa Kapernblüte ist eher noch kurzlebiger. Sie welkt bereits vor Sonnenuntergang, sofern man sie überhaupt blühen läßt, denn als Gewürz dienen die vor dem Aufblühen abgezupften Knospen. Wenn die Knospen noch pfefferkornklein sind, schmecken sie — nach einem Welkprozeß und wochenlangem Einlegen in Essig und Salz (oder Öl) — gemäß dem Urteil französischer Köche unvergleichlich, und deshalb heißen sie dort auch Nonpareilles. Die größeren Knospen, durch verschiedenmaschige Siebe abgetrennt, heißen Surfines, Fines, Mifines, und die preiswerteste, bis über erbsengroße Handelssorte wird Capucines (in Italien Capperoni) genannt.

Der oft dornige, knapp hüfthohe Kapernstrauch (Capparis spinosa) bildet eine eigene kleine botanische Familie, die Capparaceae. Er wächst wild in allen Mittelmeerländern und wird besonders in Südfrankreich, Italien, Spanien und Nordafrika angebaut.

Im frischen Zustand schmecken die Knospen untypisch. Sie können auch gar nicht „nach Kapern" schmecken, weil das angenehm scharfe, senfähnliche Aroma — analog dem Senf — erst nach enzymatischer Spaltung aus einer Zuckerbindung frei wird (Methylsenföl).

Die Knospen der schönen Kapuzinerkresse (Tropaeolum majus) ergeben nach Einlegen in Essig einen recht ähnlichen Geschmack und können als guter Ersatz der echten Kapern dienen. Knospen der Sumpfdotterblume, des Besenginsters oder des Löwenzahnes sind dagegen viel weniger geeignet.

Verwendung: In Deutschland wohl am gebräuchlichsten zu Königsberger Klopsen (siehe Rezeptteil), ferner zu eingemachtem Kalbfleisch, Hühnerfrikassee, Fleischsalat, Tatar und kalten Platten. Zur Aromatisierung von Fisch — außer zum Garnieren von Sardellen — bei uns zwar unüblich, aber sehr zu empfehlen.

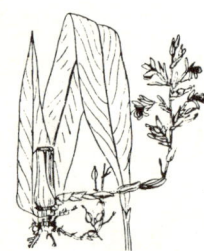

Kardamomfrüchte

Die an Gewürzen reichste tropische Pflanzenfamilie ist die der Ingwergewächse (Zingiberaceae). Ihr verdanken wir neben dem Ingwer die Paradieskörner (= Malagettapfeffer), den Galgant, die Curcuma und den Kardamom (Elettaria cardamomum), eine buschige, mannshohe Pflanze mit palmwedelartigen Blättern. Oft spricht man auch von Malabarkardamomen. Dies ist jedoch eine heute nicht mehr korrekte geographische Einschränkung, weil die pfennigkleinen, dreieckig-eiförmigen Malabarkardamomen in weiten Teilen Südindiens und Ceylons gewonnen werden. Die etwas größeren, rundlicheren Myosorekardamomen kommen unter anderem aus Madras. Der überwiegende Teil des Weltbedarfes an Kardamom wird in Indien produziert (Anbau und etwas Wildsammlung) und über Kalkutta exportiert. Der Handel unterscheidet künstlich oder an der Sonne getrocknete Früchte. Schließlich werden auch die von den Fruchtschalen befreiten Samen als die eigentlichen Träger des ein wenig an Eukalyptus und Kampfer erinnernden feinen ätherischen Öles (über 5 % Gehalt) gehandelt. Besser ist der Kauf ganzer Früchte, da die natürliche „Verpackung" ein vorzüglicher Schutz des flüchtigen Samenöles ist und Verfälschungen des teuren Gewürzes leichter erkennen läßt.

Verwendung: Große Mengen werden im arabischen Raum als Kaffeezusatz verbraucht, wobei das Kaffeearoma weitgehend überdeckt wird; wesentlicher Bestandteil des Curry-Mischgewürzes; in Deutschland zu Spekulatius, Gewürz- und Lebkuchen, aber auch als Wurstwürze, was die „Spannweite" dieses interessanten Exoten verdeutlicht; in Schweden — einem Großverbraucher — darüber hinaus zu Glühwein und Punsch (sehr zu empfehlen!); ferner als Zutat zu vielen Likören.

Kerbelkraut

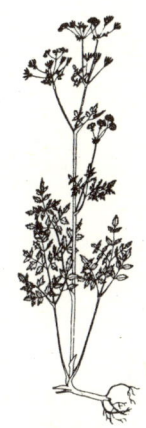

Der Kerbel (Anthriscus cerefolium) ist ein schon im alten Rom gebrauchtes, bis kniehohes, weißblühendes Doldengewächs aus Südosteuropa. Das kurz vor Blühbeginn gesammelte Kraut enthält nur etwa 0,03 % ätherisches Öl von schwach anisähnlichem Geruch. Da beim Trocknen und Zerkleinern nicht mehr viel von dem spärlichen Aroma übrigbleiben kann, sollte Kerbel nur frisch verwendet werden, bei gekochten Speisen, beispielsweise Kerbelsuppe (siehe Rezeptteil), aus dem gleichen Grund stets erst nach der Wegnahme vom Herd. Des weiteren passen die frisch gehackten Blätter gut zu Kräuterbutter, Soßen, Rohkost, Salaten, Quark und Essig (Kerbelessig). Auch die französische Küche schätzt frischen Kerbel.

Wie bei der ähnlich aussehenden Petersilie gibt es auch vom Kerbel eine glattblättrige und eine krausblättrige Art. Der letzteren ist im Anbau der Vorzug zu geben, weil dann keine Vewechslungsgefahr mit der giftigen, glänzendglatten Hundspetersilie oder gar dem Schierling besteht.

Knoblauch

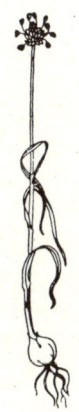

Der Streit über den Knoblauch als G e w ü r z ist Jahrtausende alt. Pythagoras, der Entdecker des berühmten mathematischen Lehrsatzes, hat den Knoblauch als König der Gewürze gerühmt. Der als Dichter nicht minder berühmte Horaz sah in ihm dagegen kurzerhand ein Gift und einen Liebestöter. Dennoch halten es mehr als zwei Drittel der Menschheit mit Pythagoras, nämlich die meisten Bewohner warmer und heißer Länder. Die silberhäutigen Zwiebeln wurden bereits von den Erbauern der Pyramiden verzehrt.

Wenn es um die g e s u n d h e i t l i c h e Beurteilung der Pflanze geht, dann ist sich die g e s a m t e Menschheit einig: Knoblauch i s t gesund! Wie und warum, das weiß man heute mit einiger Genauigkeit. Zunächst die Beantwortung des Wie. Folgende Befunde erscheinen bei genügend langer Einnahme einer genügenden Menge Knoblauch als gesichert: Antibakterielle, desinfizierende Wirkung; Gefäßerweiterung und bessere Durchblutung; Senkung des erhöhten Blutdruckes und des Cholesterinspiegels; spürbare Linderung bei Blähungen, Darmgärung, Durchfall und träger Gallenfunktion. Und nun die Antwort auf das Warum, das heißt die aktiven Bestandteile der Knoblauchzwiebel.

Die wichtigsten Inhaltsstoffe sind mehrere schwefelhaltige Aminosäureabkömmlinge, wie das zunächst geruch- und wirkungslose Alliin, das durch ein gleichfalls vorhandenes Ferment zum stechend riechenden, antimikrobiellen Allicin abgebaut wird. Das durch Wasserdampfdestillation gewonnene ätherische Knoblauchöl (ca. 0,2 %) enthält als Hauptbestandteil Diallyldisulfid, daneben mehrere ähnlich aufgebaute Schwefelverbindungen von starkem Geruch. Praktisch geruchfrei ist das von einem japanischen Forscher entdeckte Scordinin. Unter dem Namen „Senju" ist dieses als Arzneimittel im Handel.

Wo kommt das Liliengewächs Knoblauch (Allium sativum) her? Als Heimat wird unter anderem Indien genannt. Unsere Hauptlieferländer sind Italien, Jugoslawien und Ungarn. Im Raum Fürth liegt ein kleines deutsches Anbaugebiet.

Verwendung: Da die beiden besten Küchen der Welt, die französische und die chinesische, den Knoblauch roh, gekocht, ausgepreßt, gedünstet und in Öl gebräunt verwenden, sollten Skeptiker wenigstens einmal einen Versuch mit einer knoblauch-ausgeriebenen Salatschüssel unternehmen. Gut passen die Knoblauchzehen auch zu Fisch, Muscheln (siehe Rezeptteil), Salami und anderer Wurst, Suppen, Soßen und besonders Hammelbraten. In der Provence sehr geschätzt ist die zu Fisch (Bouillabaisse) und Fleisch gleichermaßen geeignete Aioli-Soße (siehe Rezeptteil). Leichter zu handhaben und zum Teil deutlich aromaschwächer sind Knoblauchpulver, Knoblauchgranulat und Knoblauchsalz, bei welchem der Salzanteil weit überwiegt. Knoblauchblätter sind wie Zwiebelschlutten brauchbar.

Es gibt verschiedene Tips, die Knoblauchausdünstung zu verringern, beispielsweise das Kauen von Kreuzkümmel oder frischer Petersilie und der Genuß von Rotwein. Noch viel besser ist: Essen Sie a l l e von dem Knoblauchgericht und essen Sie es am Freitagabend. Bis zum Arbeitsbeginn am nächsten Montag ist der Geruch über Lunge und Haut verflogen.

Der mit dem Knoblauch verwandte **Bärenlauch** (Allium ürsinum) wächst gesellig in unseren Laubwäldern. Seine weißen Blüten (April/Mai) und der typische Knoblauchgeruch sind gute Erkennungsmerkmale. Bärenlauch wird ähnlich dem Knoblauch verwendet.

Kochsalz siehe Salz

Korianderfrüchte

Das meist einjährige, daß heißt nur in seinen Samen überwinternde Doldengewächs Koriander (Coriandrum sativum) stammt, wie so viele seiner Familienangehörigen, aus dem östlichen Mittelmeerraum. Aus diesem geographischen Grund kannten ihn bereits die alten Ägypter, was Grabfunde beweisen, und die Bibel, welche ihn im 2. Buch Moses zum Größen- und Formvergleich mit Manna heranzieht. Und was den Kindern Israel bekannt ist, das wissen oft auch die Griechen, von denen es die Römer haben, und, über die karolingische Landgüterordnung, schließlich wir — ein vielfach beschrittener Ausbreitungsweg von Gewürzpflanzen.

Der weiß oder rötlich blühende, bis kniehohe Koriander heißt auch Wanzenkraut und Wanzendill (griechisch Koris = Wanze), weil seine unreifen Früchte und das frische Kraut ein wenig an den bei uns zum Glück vergessenen Geruch von Wanzen erinnern. Bei den reifen Früchten ist davon keine Spur mehr vorhanden. Sie riechen beim Zerkauen vielmehr süßlich-blumig, deutlich lavendelähnlich. Und tatsächlich sind die ätherischen Öle der beiden miteinander nicht verwandten Pflanzen ähnlich zusammengesetzt. Sie enthalten gemeinsam die Bestandteile Linalool, Geraniol und Borneol.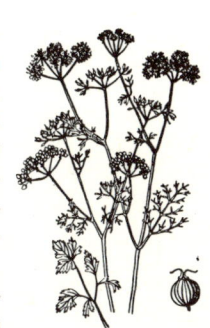

Die als Gewürz ungemein verbreiteten, kugelig-zweiteiligen Korianderfrüchte werden in zahlreichen warmen und gemäßigten Ländern der alten und neuen Welt angebaut, darunter auch in Thüringen und Franken. Der Handel unterscheidet zwei Varietäten, die häufigere, bis 5 mm große indische Sorte vulgaris mit durchschnittlich 0,3 % ätherischem Öl und die nur bis 3 mm große russische Sorte microcarpum mit rund 0,9 % Öl.

Koriander ist auch eine alte Heilpflanze. Wie Kümmel wirkt er gegen Blähungen, aber nicht ganz so stark. Immerhin ist Koriander Bestandteil mehrerer fertiger Verdauungspräparate, deren Geschmack er vorteilhaft beeinflußt.

Verwendung: Die Deutschen wissen mit Koriander einiges anzufangen. Er ist bei uns eine Zutat zu Weihnachtsgebäck (Spekulatius), Fischsud, Wildbeize und manchmal Rote-Rüben-Salat. In China und vor allem Indien nutzt man die teilweise gerösteten Früchte und das Kraut weitaus vielseitiger, beispielsweise in Currygerichten. Auch im arabischen Kulturkreis einschließlich Balkan und Spanien sowie Mexiko und ganz Südamerika dienen die Körner zum „Abrunden" der unterschiedlichsten Speisen. Koriander ist ein zum Experimentieren einladendes Gewürz, mit dem kaum etwas mißlingt, weil er im Geruch mild ist und weltweit erprobt wurde.

Frisches, junges Korianderlaub ist ebenfalls gut brauchbar.

Kresse siehe Gartenkressekraut

Kreuzkümmelfrüchte

Der in Turkestan heimische, in Indien, Persien und dem Mittelmeergebiet angebaute Kreuzkümmel (Cuminum cyminum) hat einerseits viele deutsche Namen — Mutterkümmel, Römischer, Türkischer, Ägyptischer Kümmel, Wanzenkümmel, Pfefferkümmel, Kumin — andererseits heutzutage in Deutschland so gut wie keine Bedeutung mehr. Im Mittelalter waren die brennend-aromatischen, durchdringend schmeckenden Früchte des weißlich blühenden Doldengewächses bei uns u.a. als Pfefferersatz recht beliebt. Besonders in warmen und heißen Ländern sind sie noch heute gefragt. Obwohl Kreuzkümmel und „gewöhnlicher" Kümmel (siehe übernächstes Kapitel) eng miteinander verwandt sind, unterscheiden sich die ätherischen Fruchtöle in Zusammensetzung und folglich Geruch stark voneinander. Beim Kümmel sind die Hauptkomponenten Carvon und Limonen, beim Kreuzkümmel Cuminaldehyd, Perillaaldehyd und Cuminalkohol.

Trotz seines intensiven Geruches, an den man sich erst gewöhnen muß, sollten wir dem verdauungsfreundlichen Kreuzkümmel in Deutschland wieder eine Chance geben.

Verwendung: In der Schweiz, in den Niederlanden und den USA zu Käse, in den Vereinigten Staaten auch als Wurstgewürz und zu Fleisch; in indischen Curry-Mischungen; in der arabischen und mexikanischen Küche.

Kubebenpfefferfrüchte

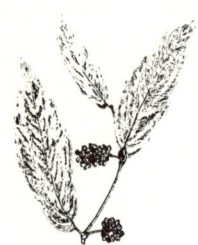

Obwohl der aus Indonesien stammende Kubebenpfeffer (Piper cubeba) ein echtes Pfeffergewächs ist, steht er bei uns ganz im Schatten seines erfolgreichen Vetters Piper nigrum, des Lieferanten des schwarzen, weißen und grünen Pfeffers. Kubebenpfeffer ist optisch von den anderen Pfeffersorten leicht zu unterscheiden durch seine gestielten Früchte. Er schmeckt pfefferähnlich, jedoch weniger scharf, und etwas bitter. Kubeben sind Bestandteil von Pfeffernuß-Mischungen, mit denen gewürzreiche kleine Lebkuchen aromatisiert werden.

Kümmel

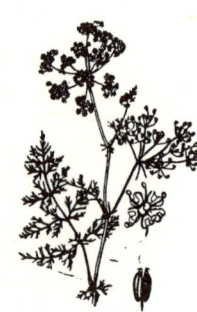

Die Aufzählung des Kümmels in der Landgüterordnung „Capitulare de villis" Karls des Großen kann eigentlich nur als „Erinnerungswerbung" für eines der ältesten Gewürze unseres Kulturkreises verstanden werden, denn schon in den Pfahlbauten der Jungsteinzeit wurde über 1000 Jahre vor dem großen Carolus mit den sichelförmigen Früchten gewürzt.

Der gegen Frost recht beständige Kümmel (Carum carvi) ist ein typisches Doldengewächs. In unserer Flora spielt die Familie der Doldengewächse (Umbelliferae) zahlenmäßig und als Lieferant von Würzpflanzen eine besondere Rolle. Deshalb sollen die Merkmale dieses Verwandtschaftskreises kurz dargelegt werden: Es handelt sich fast immer um krautige Pflanzen mit durch Knoten gegliederten hohlen Stengeln, deren Blütenstände zusammengesetzte Dolden sind. Die Blütenstandsform der Dolde ist für die Insektenbestäubung recht vorteilhaft, weil die für sich allein unattraktiven kleinen Blütchen, flach oder halbkugelig zum Blütenstand vereint, für vorbeifliegende Insekten besonders gut erkennbar sind. Die Blätter der Doldengewächse sind gefiedert. Sie sind in über 3000 Arten bevorzugt in den außertropischen Gebieten der nördlichen Erdhälfte verbreitet. Außer Kümmel zählen zu dieser Familie folgende Würzpflanzen: Anis, Dill, Engelwurz, Fenchel, Kerbel, Koriander, Kreuzkümmel, Liebstöckel, Petersilie und Sellerie.

Der Eigenanbau des Kümmels ist zwar besonders einfach, da er robust und ein Lichtkeimer ist, aber nicht nötig, weil der Handel gute und preiswerte Qualitäten anbietet. Anbau zum Eigenverbauch empfiehlt sich nur, wenn Wert gelegt wird auf die gut schmeckenden möhrenartigen Kümmelwurzeln, mit denen man Bratensoßen bereichern kann. Auch junge Kümmelblätter sind für Suppen und Salattunken recht brauchbar. Da der Kümmel in Deutschland eine häufige Wildpflanze ist, kann sich der Naturfreund alles auch gratis und gefahrlos besorgen, weil der typische Geruch der Früchte jedes Reifegrades vor Verwechslungen schützt. Die Wildsammlung der Früchte durch Abschneiden ganzer Dolden samt Stiel erfolgt im Juli, sobald die Früchte nicht mehr grün sind. Zur Nachreife werden die Dolden dann an luftigem Platz völlig getrocknet.

Gute Kümmelqualitäten enthalten bis zu 6 % ätherisches Öl und damit doppelt soviel wie der zwar verwandte, aber grundverschiedene Kreuzkümmel (siehe dort). Hauptbestandteile des Kümmelöles sind Carvon (über 50 %) und Limonen (ca. 25 %). Im ungemahlenen Zustand ist Kümmel besonders lange lagerfähig. Unmittelbar vor der Verwendung kann er im Mörser kurz gestoßen werden. Dadurch werden die Ölbehälter geöffnet. Kümmel ist im gesamten deutschsprachigen Raum sehr beliebt, besonders im südlichen Teil, und dies sowohl bezüglich der verbrauchten Menge als auch der Anwendungsvielfalt. Er ist auch eine erstklassige Naturarznei bei Blähungen und Krämpfen im Magen-Darmbereich.

Verwendung: Brot, Brötchen, Kartoffeln, Sauerkraut, Krautsalat und andere Kohlzubereitungen, Eintopfgerichte, Bohnengemüse, Quark und andere Käsesorten sowie Schweinebraten und Soßen werden zum Wohle der Verdauung damit gewürzt. Nicht zu vergessen der Kümmelschnaps und -likör (z.B. Gilka, Allasch, Aquavit), mit denen man nach allzu opulentem Mahl einen verdorbenen Magen vermeiden kann. Auch für die Gallen- und Leberdiät ist Kümmel nur zu empfehlen.

Kurkuma siehe Curcumawurzelstock

Liebstöckelblätter

Das aus dem Iran stammende, in vielen unserer Bauerngärten angepflanzte blaßgelb blühende Doldengewächs gehört zu den auffälligsten Vertretern seiner großen Familie. Der unter anderem in Thüringen angebaute, vielfach verwilderte, bis mannshohe Liebstöckel (Levisticum officinale) wird auch Maggikraut genannt, womit bereits das Wesentliche über seine Geschmackseigenart ausgesagt ist. Bleibt noch anzumerken, daß das Aroma recht intensiv ist und der Gebrauch entsprechend sparsam erfolgen muß. Das robuste, ausdauernde, wenig Pflege benötigende Maggikraut kann zweimal im Jahr geschnitten werden. Man muß hierbei nur die inneren Triebblätter schonen. Eine gut entwickelte, frei stehende Pflanze liefert den Bedarf einer ganzen Familie.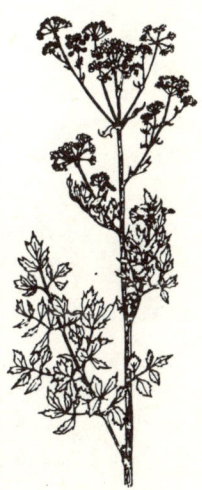

Verwendung: Liebstöckel paßt zu deftiger Hausmannskost wie Kartoffelsuppe, Bohnensuppe, Eintopfgerichte, sehr gut auch zu Fleischbrühe, Soßen, Gemüse und Geflügel. Da die Blätter getrocknet ebenfalls gut verwendbar sind, vor allem, wenn man sie mitkocht, hat man im Liebstöckel ein brauchbares Wintergewürz.

Liebstöckel ist übrigens keine „Liebesdroge". Dazu fehlt seinem ätherischen Öl der Charme. Der Name rührt her von der sinnentstellenden Eindeutschung des lateinischen Wortes levisticum bzw. ligusticum.

Auch die Wurzeln der stattlichen Staude sind, ähnlich wie die Blätter, verwendbar. Sie werden aber hauptsächlich in verdauungsfördernden und harntreibenden Naturheilmitteln gebraucht.

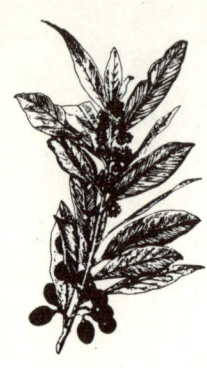

Lorbeerblätter

Der ursprünglich aus Kleinasien kommende, über 100 Jahre alt werdende Lorbeerbaum oder -strauch (Laurus nobilis) ist seit langem ein Charakterbaum des ganzen Mittelmeergebietes. Er ist der Taufpate für die botanische Familie der Lorbeergewächse. Obwohl er im kultischen Leben der Antike eine große Rolle spielte — sein glänzendes Laub zierte zum Beispiel manches römische Dichter- und Feldherrenhaupt —, muß der Lorbeer als Gewürz hinter dem wichtigeren Familienmitglied Zimt zurückstehen.
Weil die immergrünen Lorbeerpflanzen nur ein paar Grad unter Null überstehen, können sie im deutschen Klima lediglich als Kübelpflanzen gedeihen. Italien, Griechenland, Spanien und die Türkei sind unsere hauptsächlichen Lieferländer für getrocknete Lorbeerblätter. Wer die lederigen Blätter kennt, kann sich aus dem Urlaub im Süden selbst den Vorrat für e i n Jahr mitbringen. Länger sollte der Küchenbestand nicht aufbewahrt werden, weil nach dieser Zeit von den 1,5 % äther. Öl (Hauptbestandteil Cineol) fast nichts mehr vorhanden ist.

Verwendung: Der würzig-bittere Geschmack eines, höchstens zweier Blätter paßt zu Bratensoße, Schmor- und Sauerbraten, Wildbeize, Fischsud und Rotkraut. Am besten kocht man das Blatt unzerkleinert mit und entnimmt es vor dem Servieren. Auch zum Gurkeneinlegen, für Kräuteressig und — feingeschnitten — in Wurstgewürzmischungen ist Lorbeerblatt geeignet.
Die eiförmig-olivenähnlichen, im vollreifen Zustand schwarzen Beeren des Baumes sind ebenfalls brauchbar, aber nicht zum Würzen. Man gewinnt aus ihnen das halbfeste Lorbeeröl. Es wird zu „Windsalben" gegen Blähungen bei Säuglingen und in der Tiermedizin bei Kolik und als Eutersalbe gebraucht. Auch gegen Insektenstiche bietet es einen gewissen Schutz.

Macis (Muskatsamenmantel)

Der auf und von den Molukken aus verbreitete Muskatnußbaum (Myristica fragrans) enthält in seinen aprikosenähnlichen Früchten z w e i Gewürze, die Muskatnuß (siehe dort) und den diese Nuß umgebenden Samenmantel (Arillus), welcher Macis genannt wird. Ein nicht so verborgener, im Gegenteil recht auffälliger Samenmantel ist der hellrote Arillus der einheimischen Eibe.
Macis hat zwei weitere geläufige, aber botanisch grundfalsche Bezeichnungen: Muskatblüte und Macisblüte.
Macis wird auf den Gewürzinseln und in den vielen anderen tropischen Anbaugebieten gewonnen, sobald die Muskatfruchtschalen ähnlich den Roßkastanien aufzuspringen beginnen. Der orangerote, gelappte Samenmantel wird von der Muskatnuß abgelöst, flachgedrückt und getrocknet. Das gebrauchsfertige Gewürz ist hornartig, gelblich und blattförmig. Macis enthält etwa 25 % fettes Öl und wenigstens 6 % ätherisches Öl, zum Teil wesentlich mehr. Die für die Gewürzwirkung allein verantwortlichen flüchtigen Bestandteile sind Terpene, Alkohole und das charakteristische Myristicin. Alle diese Substanzen findet man zwar auch im Öl der Muskatnuß, dennoch wird Macis als feiner bewertet und teurer bezahlt. Unter den verschiedenen Handelssorten ist die indonesische (Molukken-)Herkunft

die beste. Geringer in der Aromafülle und anders im Geruch ist Papua-Macis (= Macassar-Macis) von der Muskatart Myristica argentea.

Verwendung: Macis wird sowohl gemahlen als auch in der ganzen Blattform benutzt. Das unzerkleinerte Gewürz wird nach dem Kochen entnommen. Wegen des hohen Preises finden wir Macis nur in guten Nahrungsmitteln, wie teuren Wurstsorten, Kuchen, Süßspeisen, in Weihnachtsgebäck, feinen Suppen und Soßen.

Das ätherische Macisöl wird guten Likören und Toilettenartikeln zugesetzt.

Majorankraut

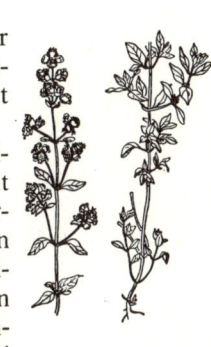

Die deutschen Metzger gelten als Weltmeister in der Wurstbereitung. Der Majoran, auch Wurstkraut genannt, half diesen Ruhm begründen. Besonders Blut- und Leberwurst wird mit dem brennend-würzigen Kraut aromatisiert.

Majoran hat zwei wissenschaftliche Namen: Majorana hortensis und Origanum majorana. Letzterer weist hin auf die enge Verwandtschaft mit Oregano (siehe dort). Obwohl der bis kniehohe Lippenblütler nicht winterhart ist, gedeiht er als einjährige Pflanze auch in unserem Klima und wird in Deutschland im größeren Ausmaß auf humösen, leichten Böden in sonnigen Lagen angebaut. Die beiden Ernten im Juni und September erfolgen bei Blühbeginn. Deutscher Majoran heißt im Gewürzhandel Knospen-Majoran. Er ist sehr aromatisch, erreicht bis zu 3 % ätherisches Öl und unterscheidet sich vom französischen Blatt- oder Stauden-Majoran durch seine vielen Blütenköpfchen und Knospen. Weitere Lieferländer sind unter anderem Österreich, Spanien, Ungarn, die Türkei und Algerien. In seiner ostmediterranen Heimat, wo er wild in vielen Unterarten vorkommt, ist Majoran ein mehrjähriger Halbstrauch.

Den typischen Geruch verdankt die unauffällig weiß bis rosa blühende, filzig behaarte Pflanze dem cis-Sabinenhydrat, welches zu durchschnittlich 25 % im ätherischen Öl enthalten ist. Außer ätherischen Substanzen sind Bitter- und Gerbstoffe vorhanden. Ungewöhnlich hoch ist der Gehalt an Calcium. Er beträgt 2500 mg pro 100 g Trockenkraut, ein Wert, der von keiner anderen Würzpflanze erreicht wird. Ebenfalls relativ hoch ist mit 1,1 mg% der Kupfergehalt. (Kupfer ist ein unter anderem für die Bildung der roten Blutkörperchen wichtiges Spurenelement, von dem der erwachsene Mensch täglich etwa 2 mg benötigt.) Majoran ist auch eine alte Heilpflanze mit schwach magensaftstimulierenden und blähungswidrigen Eigenschaften. In früheren Zeiten wurde er, wie andere Heilpflanzen auch, gegen zahlreiche und höchst unterschiedliche Krankheiten gebraucht, auf deren Aufzählung — eine phantastische Mischung aus viel Aberglaube und wenig Wahrheit — hier wie in allen Fällen bewußt verzichtet wird.

Verwendung: Majoran paßt an deftige und schwere Speisen, wie Speck, Schinken, Schweinebauch, Schweinegulasch, Innereien (Leber, siehe Rezeptteil), Hirn, Gemüseeintopf, Omeletts, Wurst (siehe oben), Leberknödel und Geflügelfülle. Zur Schonung des Aromas darf das Gewürz nicht lange mitgekocht werden. Majorankraut ist auch getrocknet gut haltbar, besonders in der gerebelten, unzerkleinerten Form, und somit während des ganzen Jahres zur Hand.

Mango — Chutney

Die großkernige ovale Frucht des in Indien beheimateten, nun in vielen heißen Ländern gepflanzten Mango-Baumes (Mangifera indica) wird frisch jetzt auch in Deutschland angeboten. Der Geruch des saftreichen gelben Fruchtfleisches erinnert ein wenig an Orangen. Sein süß-saurer Geschmack ist eine besonders in der ostasiatischen Küche geschätzte Gewürzbasis. Durch Zumischen von Tamarindenmus, Curry, Ingwer, Pfeffer, Essig und Zucker wird Mango zum pastösen Mango-Chutney. Das vielseitige Fertiggewürz ist stets Zutat zur indonesischen Reistafel, es paßt ebenso gut zu allen Sorten von gebratenem und gekochtem Fleisch.

Mayonnaise

Bei der Nennung des Namens Richelieu denkt man unwillkürlich an den berühmten Kardinal und Minister Ludwigs XIII., der die Hugenotten und im Dreißigjährigen Krieg die deutschen Katholiken bekämpfte. Sein Großneffe Louis François Richelieu war zwar auch ein Haudegen, die Erinnerung an ihn als Heerführer ist freilich in nur wenigen Lexikonzeilen konserviert. Die Köche in aller Welt jedoch ehren sein Andenken noch heute, soll er doch im Jahre 1756 Veranlassung zur Erfindung der Mayonnaise gegeben haben. Und das kam so: Damals mußte das französische Heer unter des Herzogs Führung die Festung Port Mahon auf der Baleareninsel Menorca länger als erwartet belagern. Dabei wurde der Fleischproviant knapp, und so mußte der Leibkoch Richelieus über einen Ersatz nachdenken. Er experimentierte auch mit Olivenöl, Eiern und würzenden Zutaten und erfand dabei eine wohlschmeckende dicke weiße Soße, die zunächst Mahonnaise, später Mayonnaise genannt wurde. Schnell erkannten die französischen Feinschmecker deren Qualität. Heute ist Mayonnaise fast so alltäglich wie Ketchup oder Senf. Allein in der Bundesrepublik werden von den beiden Mayonnaise-Sorten jährlich etwa 80.000 Tonnen erzeugt.
Einen Nachteil hat die klassische Mayonnaise: Mit 80 Prozent Ölanteil und daraus resultierenden 720 Kalorien (3010 Kilojoule) pro 100 Gramm ist sie beim heutigen Mangel an körperlicher Arbeit und Bewegung für viele zu nahrhaft. Aus diesem und anderen Gründen wurde eine „gestreckte" Mayonnaise mit nur noch 50 % Ölanteil entwickelt. Sie heißt allgemein Salatmayonnaise, ist identisch mit Remoulade und wird in zunehmendem Maße verwendet, besonders zu industriell gefertigtem Kartoffelsalat, Fleisch- und Wurstsalat. Eine Gegenüberstellung der beiden Rezepturen zeigt die weiteren Unterschiede auf:

klassische Mayonnaise		Salatmayonnaise	
Eidotter	6 g	Eidotter	4 g
Soja- oder Erdnußöl etc.	80 g	Soja- oder Erdnußöl etc.	50 g
Kräuter-Weinessig	4 g	Kräuter-Weinessig	4 g
Zucker	1,5 g	Stärke	1 g
Salz	1 g	Milchpulver	1 g
Wasser	7,5 g	Lebensmittelemulgator	0,7 g
	100 g	Salz	1,7 g
		Zucker	1,5 g
		Glutamat	0,4 g
		Senf	1,5 g
		Wasser	34,2 g
			100 g

Schon wegen der geringen Anzahl Ingredienzen ist die klassische Mayonnaise einfacher herzustellen, so einfach, daß jede Hausfrau d i e s e Rezeptur nachvollziehen könnte. Aber nicht sollte, denn was den Menschen schmeckt, sagt auch den Mikroben zu, das heißt, eine selbstbereitete Mayonnaise ist auch bei Kühlschranklagerung nur wenige Tage haltbar. Die Lebensmittelindustrie hat moderne, kontinuierlich arbeitende Emulgieranlagen entwickelt, in denen unter fast aseptischen Bedingungen Mayonnaisen von so ausreichender Haltbarkeit produziert werden, daß auf den Zusatz von Konservierungsmitteln verzichtet werden kann.

Meerrettichwurzel

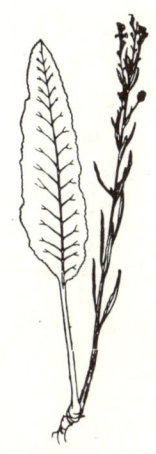

Der aus Südosteuropa stammende Meerrettich oder Kren (Armoracia rusticana) ist eine der wenigen Pflanzen, die Lebensmittel, Arznei und Gewürz zugleich sind. In Bayern wird Meerrettich gerne zu gekochtem Rindfleisch als Gemüse gegessen. Durch den Kochprozeß verliert der Meerrettich im Gemüse so viel von seiner Schärfe, daß man unbeschadet kräftig zulangen kann. Vorsichtiger muß man da schon mit der frisch geriebenen Wurzel sein, denn deren Konsum kann durch das enzymatisch aus einer Zuckerverbindung freiwerdende schwefelhaltige Senföl zu Nierenreizung führen. Akut und chronisch Nierenkranke sollten daher den frischen Kren meiden. Ansonsten ist die bis kinderarmstarke Pfahlwurzel jedoch durch und durch gesund, nicht zuletzt wegen ihres Vitamin-C-Gehaltes.
Es gibt verschiedene Möglichkeiten, die Schärfe des Meerrettichs zu mildern: Am einfachsten vermischt man ihn mit geriebenem Apfel. Das schmeckt fein zu Sülze. Wenigstens ebenso zungenmild wird er durch Zugabe von Schlagsahne, was gut zu gekochtem Süßwasserfisch paßt. Noch milder schmeckt eine Mischung mit geriebenem Apfel, Mayonnaise, Sahne und etwas Zitronensaft. Zusammen mit Pfeffer, Senf, Salz, Essig und Sahne erhält man eine kalte Soße zu Roastbeef.
Die tiefgründige, feuchten Boden liebende, winterharte Meerrettichpflanze findet in Deutschland beste Lebensbedingungen. Sie wird vor allem in Mittelfranken angebaut und auf den Märkten ab Oktober bis ins Frühjahr hinein frisch angeboten. So lange halten sich nämlich die Meerrettichstangen, wenn sie mit feuchtem Sand locker bedeckt im Keller aufbewahrt

werden. Für die Sommermonate und für alle, die die tränenreizende Zerkleinerung der Wurzeln scheuen, gibt es Konserven, die den frischen Stangen geschmacklich nur wenig nachstehen.

Meerrettich ist ein bewährtes Naturheilmittel bei Bronchial- und Blasenkatarrh. Die Firma Kneipp bietet einen Preßsaft aus frischen Wurzeln als flüssiges Diätmittel gegen Appetitlosigkeit infolge von Verdauungsstörungen an. Schoenenberger produziert ein Wurzeldestillat. Äußerlich wird frischer Meerrettichbrei zur Anregung der Hautdurchblutung und bei Furunkeln gebraucht.

Der Name der Pflanze hat nichts mit dem Meer zu tun, sondern er ist abgeleitet von Mähre, bedeutet also Pferderettich. Tiernamen in Pflanzenbezeichnungen sind häufig als abwertend gegenüber nahe verwandten Heilpflanzen zu verstehen (z.B. Hundskamille, Roßminze). Beim Meerrettich ist diese Abqualifizierung gegenüber dem verwandten weißen und schwarzen Rettich unbegründet.

Melissenblätter

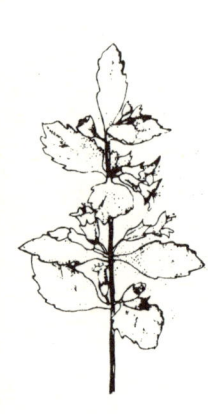

Die Melisse heißt auch Zitronenmelisse wegen ihres zitronenähnlich duftenden ätherischen Öles. Dieses befindet sich in mikroskopisch kleinen Drüsenschuppen auf den Blattflächen. Aus der wissenschaftlichen Bezeichnung Melissa officinalis ersehen wir, daß die Pflanze auch arzneilich gebraucht wird, also offizinell ist. Sie dient als leichtes Beruhigungsmittel und bei nervösen Magenbeschwerden.

Die weißlich blühende, gut kniehohe Pflanze ist als Vertreter der Lippenblütler an die Bestäubung durch Insekten besonders gut angepaßt, was in ihrem aus dem Griechischen stammenden Namen Melissa (= Biene) zum Ausdruck kommt.

Das zarte Melissenaroma eignet sich gut zu Salaten, Kräutersoßen und Likören. Auch zu Gerichten „nach Jägerart" (Wild, Pilze) werden die Blätter empfohlen, obgleich beim Kochen viel Aroma verlorengeht.

Die Melisse gehört in jeden Kräutergarten, weil ihre Blätter frisch am intensivsten duften. Aus der Stärke des Geruchs möge man keine falschen Schlüsse auf einen hohen Ölgehalt ziehen. Dieser beträgt nur durchschnittlich 0,1 Prozent. Hauptbestandteile des Öles sind Citral, Linalool und Geraniol.

In unseren Breiten gedeiht die Mittelmeerklima bevorzugende Pflanze noch gut, wenn man sie vor strengem Frost durch Abdecken schützt. Weitere Pflege außer gelegentlicher Bodenlockerung und etwas Volldünger ist nicht erforderlich.

Die nahe verwandte, ähnlich duftende nordamerikanische Goldmelisse oder rote Monarde (Monarda didyma) kann wie unsere Zitronenmelisse verwendet werden. Dank ihrer schönen roten Blüten ist sie zugleich eine attraktive Zierpflanze.

Minze siehe Pfefferminze

Miso siehe Sojasoße

Mohnsamen

Unter den rund hundert Arten der Gattung Mohn hat nur der von der Südküste des Schwarzen Meeres stammende Schlafmohn (Papaver somniferum) Bedeutung. Und zwar in dreifacher Hinsicht: Für die Heilkunde, als Lebensmittel und als Gewürz.
Der durch Ritzen der unreifen Mohnfrüchte (Kapseln) austretende Milchsaft liefert das Rohopium mit seinen über 20 Alkaloiden, darunter Morphin, Codein und Papaverin. Opium ist leider nicht nur ein Segen für die schmerzgeplagte Menschheit, sondern als Suchtmittel eine schwere Gefahr, besonders in der chemisch geringfügig abgewandelten Form des Heroins. Als Lebensmittel wurden die viel Eiweiß und noch mehr fettes Öl (bis 40 %) enthaltenden blaugrauen Mohnsamen schon in den jungsteinzeitlichen Pfahlbauten des Alpenvorlandes verzehrt. In Mitteleuropa wird die einjährige, blaßrosa blühende Pflanze seit der Barockzeit mit dem ausschließlichen Ziel der Ölgewinnung feldmäßig angebaut. (Die Alkaloidgewinnung aus dem Milchsaft wäre in unserem Klima — zum Glück — nicht rentabel.) Kaltgepreßtes Mohnöl ist hochwertig, aber nicht lange haltbar. Es ist frei von Alkaloiden. Auch die Mohnsamen, die durch Erhitzen nußartige Aromastoffe entfalten und so zum Gewürz werden, sind praktisch alkaloidfrei und für Backwaren sowohl zum Betreuen (Mohnbrötchen) als auch für Kuchenfüllungen geeignet.

Muskat „nuß"

Unter den exotischen Gewürzen, die buchstäblich Geschichte gemacht haben, nimmt der auf den Molukken, einer indonesischen Provinz, heimische Muskatnußbaum als Lieferant z w e i e r wertvoller Gewürze eine Sonderstellung ein. Aus seinen maiglöckchenförmigen Blüten entwickeln sich Macis (siehe dort) und die noch wichtigeren Samen, eben die Muskatnüsse. Längst reichen die Molukken nicht mehr aus, den Weltbedarf zu decken. Große Plantagen auf der westindischen Insel Grenada, in Südindien und anderen Tropenländern sorgen für — im Verhältnis zur Barockzeit — spottbillige Muskatnüsse.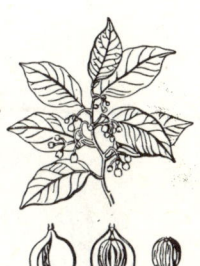
Sobald das derbe Fruchtfleisch der aprikosenähnlichen Muskatfrüchte längs aufzureißen beginnt, ist der Erntezeitpunkt gekommen. Die Fruchthüllen und der lappige Samenmantel Macis, welcher auf den Nüssen runzelige Furchen eingeprägt hat, werden entfernt und die Nüsse samt Schale mehrere Wochen lang getrocknet. Nun fehlen noch zwei Prozeduren bis zum gebrauchsfertigen Gewürz: Zunächst muß die Nußschale, wie bei der Walnuß, aufgeschlagen und dann der fälschlich als „Nuß" bezeichnete nährstoffreiche nachgetrocknete Samenkern gegen Insektenfraß geschützt werden. Dies geschieht heute nur noch selten durch das klassische, kaum wirksame Eintauchen in Kalkmilch, welche den Kernen die weiße Oberfläche verleiht. Meist begast man mit dem bei Speisepilzen üblichen rück-

standsfreien Methylbromid. In dieser Form, nämlich als unzerkleinertes Gewürz, sollte die Muskatnuß, zusammen mit einem nostalgischen kleinen Reibeisen, in jeder Küche vorrätig sein.

Die Qualität der Muskatnüsse hängt ab von zwei Kriterien, zum einen dem Gehalt an ätherischem Öl, der durchschnittlich 6,5% beträgt, aber auch bis zu 15% erreichen kann, zum anderen von der Herkunft. Die echte Muskatnuß (Myristica fragrans) von den Molukken hat die meisten flüchtigen Substanzen (Terpene, Alkohole und Myristicin) in der typisch riechenden Komposition. Die ölärmere, länglichere Papua-Muskatnuß (Myristica argentea) riecht infolge ihres etwas anders zusammengesetzten ätherischen Öles strenger. Zur erwähnten Substanz Myristicin sei angemerkt, daß sie zusammen mit dem ähnlich aufgebauten Elemicin für die halluzinogenen Wirkungen im Ü b e r m a ß eingenommenen Muskatpulvers oder eines Muskataufgusses verantwortlich ist. Glücklicherweise erzeugt die „Droge" in der zur Rauschwirkung erforderlichen exzessiven Dosis eine dauerhafte Abneigung gegen den Muskatgeschmack, so daß ihre mescalinähnliche Wirkung nur ein- bis zweimal ausprobiert wird. In küchenüblichen Mengen ist die Muskatnuß völlig harmlos und im Gegenteil eines unserer edelsten Gewürze.

Verwendung: Muskatnuß ist ungemein vielseitig zu gebrauchen, sowohl zu süßen wie zu gesalzenen und sauren Speisen. Häufig ist Muskatpulver ein wesentlicher Bestandteil von Wurstgewürzmischungen. Fleischbrühe, gekochtes Fleisch und Käse schmecken mit frisch geriebenem Muskat viel feiner. Auch an Spinat, Rosen- und Blumenkohl, Spargelgemüse und -salat muß davon eine Spur. Gebäck, Kuchen und Punsch werden damit aromatisiert. Gewöhnlicher Spätzle-Teig, mit wenig Muskat versetzt, gereicht der Hausfrau zur Ehre.

Muskatblüte siehe Macis

Mutterkümmel siehe Kreuzkümmel

Nelken siehe Gewürznelkenblüten

Olive

Der Oliven- oder Ölbaum des Alten Testaments (Olea europaea) ist einer der treuesten Begleiter der mediterranen und nahöstlichen Kulturen. Olivenöl ist in diesen Regionen ein wichtiges, nicht ganz billiges Lebensmittel. Im Rahmen eines Gewürzbuches interessieren nicht die zur Ölgewinnung gezüchteten Olivensorten, sondern die — nach Entfernung eines starken Bitterstoffes — zum Würzen geeigneten.

Mit einer längsgeschnittenen Mandel oder einem Stück Paprika gefüllt, verschönen die hierzulande bevorzugten grünen Oliven meist kalte Vorspeisen, befrachten Cocktail- und Eiersalate mit zusätzlichen Kalorien oder werden einfach auf Käsewürfel gespießt. In allen Fällen schenken die ölreichen Früchte eine spezielle Geschmacksnuance. Wozu Oliven, einschließlich der vollreifen schwarzen noch passen (und das ist nicht wenig), das erfährt der deutsche Tourist am besten bei seinen südlichen EG-Partnern.

Oreganoblätter

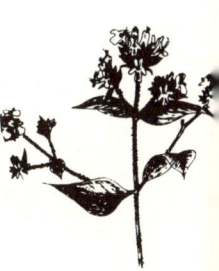

Bei der Beschreibung von Würzpflanzen handelt es sich öfter nicht um eine Einzelart, sondern um zwei oder mehrere nahe verwandte Arten (Beispiel Bohnenkraut, siehe dort). Um diese „unter einen Hut" zu bringen, gebraucht man den übergeordneten botanischen Begriff der Gattung.

Beim Oregano müssen wir gleich noch zwei Stufen weiter gehen, nämlich über die Familie hinaus bis hin zum botanischen Oberbegriff der Ordnung, um hier alle Gewürzlieferanten zusammenfassen zu können. Im botanischen Klartext heißt das: Die europäischen Oreganoarten gehören zur Familie der Lippenblütler, die amerikanischen zur Familie der Eisenkrautgewächse (Verbenaceae) und beide zusammen zur Ordnung der Lamiales. Fangen wir bei den europäischen an, und zwar in Deutschland. Hierzulande heißt der Oregano bevorzugt Dost (Origanum vulgare), daneben auch Dosten und wilder Majoran. Der Duft seines ätherischen Öles liegt zwischen dem von Majoran und Thymian. Es erreicht bei Blühbeginn in den Blättern einen Gehalt bis 0,3% und enthält im Gegensatz zu den südeuropäischen Oreganoarten weder Thymol noch Carvacrol. Bei a l l e n Arten ist außerdem Gerbstoff und Bitterstoff vorhanden. Die rosablütige, kniehohe Pflanze hat, ähnlich wie die Mitcham-Pfefferminze, meist rötliche Stengel. Sie ist robust und mag trockene warme Standorte. Diese findet sie im Mittelmeergebiet reichlicher als nördlich der Alpen, und deshalb ist Oregano in mehreren gebräuchlichen Arten dort „zu Hause". Man unterscheidet den kretischen Dost, der recht irreführend auch spanischer Hopfen heißt, von mindestens sieben weiteren Arten, die alle sehr intensiv duften, jeweils ein etwas verschiedenes Aroma haben und so ein reiches Würzspektrum in die mediterranen Küchen bringen. Leicht könnte man ein kleines Kochbuch nur mit Oregano-Rezepten füllen. Beschränken wir uns auf Italien. Dort gibt es an die 30 Sorten Pizza, und keine kommt ohne Oregano aus. Schon gar nicht die Pizza Contutto (mit allem), die Sie im Rezeptteil unter dem Stichwort „Oregano" finden. Auch zu allen Zubereitungsarten der Tomate gehört in Italien wie selbstverständlich Oregano. Erwähnt wird nur die zu allen Nudelgerichten servierte Tomatensoße Sugo. Die vielen weiteren Verwendungsmöglichkeiten seien stichpunktartig aneinandergereiht: Salattunke, Kartoffel-, Bohnen-, Graupensuppe, Zucchini, Fleischfüllungen und alle Fleischgerichte (Gulasch, Lamm!), Kochfisch.

Auch in Mexiko und den USA ist Oregano unter der Bezeichnung Mexican oregano sehr beliebt. Dort wird das Gewürz von verschiedenen Arten der Gattung Aloysia (Eisenkrautgewächse) gewonnen. Die mexikanischen Fertiggewürze Chili con carne und Chilipowder enthalten Oregano aus der Neuen Welt. Auch in reiner Form werden die dortigen Oreganosorten nach Europa exportiert und bereichern das große heimische Angebot zusätzlich. Bei aller Vielfalt gemeinsam ist den Oreganogewürzen eine fast unbändige Intensität, die besonders in warmen Speisen stark hervortritt. Der Geizhals würzt Oregano gerade richtig.

Da wir den Lippenblütlern (Lamiaceae = Labiatae) nicht nur die europäische Oregano-Gruppe, sondern überhaupt die meisten Würzpflanzen verdanken, sollen deren Familiencharakteristika als Anhang kurz dargestellt werden (wobei wir uns die allgemein bekannte weiße Taubnessel vergegenwärtigen): Auch der Laie erkennt sofort die stets vierkantigen Stengel mit gegenständigen Blättern. Die Blüten stehen zu mehreren kreisförmig meist in den Blattachseln. Die aus fünf Blütenblättern aufgebauten Einzelblüten sind zu „insektenfreundlichen" röhrenförmigen Blütenkronen mit dreiteiligen Unterlippen und zweiteiligen Oberlippen verwachsen. Auffällig sind auch die meist vier Staubblätter, bestehend aus zwei verschieden langen Paaren.

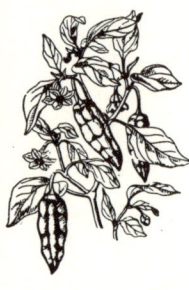

Paprikafrüchte(schoten) (siehe auch Cayennepfefferfrüchte)

Unter den nicht gerade vielen von Columbus entdeckten Gewürzen Mittelamerikas segelte immerhin ein ganz großer späterer „Hit" mit nach Europa zurück: Paprika, auch spanischer Pfeffer (Capsicum annuum) genannt. Wer denkt beim Verzehr eines saftigen Gulasch noch daran? Wer kennt die Länder alle, in denen außer Ungarn (Szegedin und Kalocsa) das kartoffelblütige Nachtschattengewächs Paprika noch gedeiht? Wir vergessen nur dann wohl keines, wenn wir zusammenfassend sagen: In allen wärmeren und warmen Ländern.

Die meist kniehohen Pflanzen werden heute in mehr als fünfzig Kultursorten angebaut. Nur Fachleute kennen sie auseinander. Aber es gibt auch für den Laien ein paar grobe Orientierungshilfen. Und zwar anhand der Fruchtformen, die als spitz, stumpf und tomatenförmig unterschieden werden. Farb- und Größenunterschiede führen von hier aus ins Detail. Eine weitere Unterteilung ermöglichen die Geschmacks-(vor allem Schärfe-)abstufungen. Die sehr scharfen, meist kleinen Sorten kommen neben Indien hauptsächlich aus der tropisch-amerikanischen Urheimat und heißen Chilies oder Cayennepfeffer. Ihnen wurde ein kurzes Extrakapitel gewidmet (siehe dort).

Bei den Paprikafrüchten müssen wir länger verweilen, weil sie eines unserer wertvollsten Gewürze — und Nahrungsmittel — sind. Ihre ledergiglänzende Haut umschließt eine kleine Naturstoff-Apotheke. Besonders die roten Sorten spenden viel Vitamin C, im Schnitt 200 Milligramm, bezogen auf 100 Gramm Frischgewicht. Carotinoide, die Vorstufen von Vitamin A, sind in mindestens gleicher Menge nachweisbar. Von ihnen kommt die rote Farbe. In Richtung Gelb tendieren die beiden Flavonglykoside Apiin und Luteolin. Den Flavonen wird ein festigender Einfluß auf die feinen Blutgefäße (Kapillaren) zugeschrieben. Als drittes Vitamin wurde im Paprikafruchtfleisch Vitamin E entdeckt (ca. 3 mg%). Ätherisches Öl ist mit durchschnittlich 0,5% vorhanden. Die scharfschmeckenden Sorten enthalten — konzentriert vor allem in den Samenträgerleisten — etwa 0,3 bis 0,5 Prozent des noch in 1,9 millionenfacher Verdünnung als brennendscharf empfundenen Capsaicins. Dieses ist ein gebräuchlicher Arzneistoff in Rheumalinimenten und -pflastern (z.B. ABC-Pflaster).

Am Capsaicingehalt von Paprika scheiden sich die Geister — und die Handelssorten. Bleiben wir zunächst bei den Geistern: Es trifft nicht zu, daß bei Gesunden die mittelscharfen Paprikasorten in küchenüblichen Mengen irgendwelche Nachteile bewirken, sie fördern im Gegenteil die Verdauung. Bei Magen-/Darm- und Nieren-/Blasenerkrankungen sind allerdings nur die fast oder ganz schärfefreien Sorten erlaubt, aber diese ohne Vorbehalt.

Edelsüßpaprika und der noch mildere Delikateßpaprika scheinen bei Prostataleiden die Entleerung der Blase zu erleichtern. Bei Frauen, die schärfehaltigen Paprika nicht durch regelmäßigen Gebrauch gewohnt sind, tritt die Monatsblutung häufig eine Woche früher ein. (Dies kann durchaus einmal erwünscht sein, wenn zum Beispiel in der vorausberechneten Zeit der Regel besondere Anstrengungen bevorstehen).

Und nun zu den Handelssorten. Hier halten wir uns am besten an die Unterteilung der Ungarn in sieben Sorten, weil wir aus diesem Land den meisten Paprika beziehen:

1. Sorte „Spezial": Sehr aromatisch, nicht oder kaum spürbar scharf.

2. „Capsaicinfrei": Völlig schärfefrei, süß, aromatisch, etwas bitterlich.

3. „Delikateß": Kaum spürbar scharf durch Entfernen der Samenträger und nur teilweises Mitvermahlen der gewaschenen Samen, aromatisch.

4. „Edelsüß": Aromatisch, nur wenig scharf, Anteil der mitvermahlenen Samen höher.

5. „Halbsüß": Mittelscharf, in Ungarn viel gebraucht.

6. „Rosen": Sehr scharf, durch Mitvermahlen nicht gewaschener (entschärfter) Samen, Samenträger, Kelche und Fruchtstiele.

7. „Scharf": Unübliche Farbtöne von grünlich bis bräunlichrot, geringste Qualität, sehr aromaarm und extrem scharf durch Erhöhung des Anteiles der „Fruchtinnereien".

Delikateß-, Edelsüß- und Rosenpaprika sind hierzulande am meisten gefragt.

Verwendung: Außer zum bereits erwähnten Gulasch paßt Paprika an Schaschlik, Schmorfleisch, Fleischfüllungen, Geflügel, Fisch, in Käse, Wurst und als Verzierung zu kalten Platten. Paprika ist darüber hinaus verborgener Bestandteil des Currygewürzes und sichtbarer in Mixed-Pickles. Schließlich dient das rote Fruchtfleisch als Farbverstärker von Ketchup und Tomatenmark. Zur Erzielung möglichst orangeroter Soßen darf Paprika erst n a c h dem Anbraten und Wasserzugabe beigefügt werden, da hoch erhitztes Fett die Paprikakohlenhydrate karamelisiert mit der Folge einer Geschmacks- und Farbänderung.

Paradieskörner

Ob die Paradieskörner (Stammpflanze Aframomum melegueta) halten, was ihr anspruchsvoller Name verspricht, können nur wenige Zeitgenossen der westlichen Welt beurteilen, denn dieses Gewürz aus der Ingwerfamilie hat hier und heute kaum noch Bedeutung. Früher was das anders, beispielsweise im Zeitalter der Entdeckungen, als die Portugiesen auf ihren

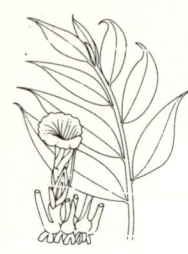

Fahrten längs der westafrikanischen Küste an der „Pfefferküste" (Liberia*) die nach Pfeffer und ein wenig nach Kardamom schmeckenden 3-4kantigen braunroten linsengroßen Samen kennenlernten. Damals, und in späteren Zeiten, als echter Pfeffer knapp war, wurden die auch „Malag(u)etta-Pfeffer" genannten Samen als Pfefferersatz und zum „Strecken" von schwarzem Pfeffer verwendet. Der Scharfstoff der Paradieskörner heißt Paradol. Daneben sind noch etwa 0,5% ätherisches Öl vorhanden, welches die Parfümindustrie verarbeitet. Die bis über mannshohe gelbblühende Malagettapfefferpflanze wird unter anderem jetzt auch in Westindien und Ceylon kultiviert. In den Ursprungsländern dienen die Samen nicht nur als Gewürz, sondern in der Volksheilkunde auch als Anregungsmittel.

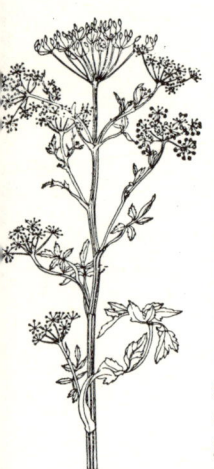

Pastinakwurzel und -blätter

Der Pastinak oder die Pastinake (Pastinaca sativa) ist eine bei uns häufige Wiesenpflanze, die sich durch ihre gelben Blütendolden zu erkennen gibt. Als „pastenacas" ist er schon in der Landgüterordnung Karls des Großen verzeichnet. Offenbar hat man in früheren Jahrhunderten mit diesem Doldengewächs mehr anzufangen gewußt. Als Arzneipflanze ist Pastinak zweitrangig, und als Gewürz und Nahrungsmittel führt er, bedrängt von Möhre und Petersilie, ebenfalls ein Schattendasein. Die dickwurzeligen Kultursorten des Pastinaks haben aber zwischen diesen beiden nahen Verwandten durchaus eine Daseinsberechtigung in der Küche.
Die zweijährige Pflanze entwickelt in der Kultur eine kräftige, möhrenartige und ähnlich wie Möhren riechende, jedoch hell-braungelbe Wurzel von süßem Geschmack. Man kann sie zu Kartoffelgemüse und zu industriell getrockneten Suppengewürzmischungen gebrauchen. Die jungen aromatischen Blätter harmonieren mit gekochtem Rindfleisch, Gemüse-, Kartoffelsuppe und Rohkost.

Peperoni   siehe Cayennepfefferfrüchte

Petersilienblätter und -wurzel

Die Petersilie zählt mit zu unseren wichtigsten frischen Würzkräutern. Das meist grüngelb blühende mediterrane Doldengewächs ist in Deutschland spätestens seit der Römerzeit eingebürgert. Es ist dank seiner möhrenartigen Wurzel robust und ausdauernd, besonders wenn man der Pflanze im Winter durch ihre eigenen welken Blätter und nicht zu kurz abgeschnittene Blattstiele einen geringen Frostschutz beläßt. Sie darf in keinem Gewürzgärtlein fehlen und ist auch gut in Blumentöpfen zu halten. Bei der Anzucht aus Samen wird die Geduld des Hobbygärtners bis zum Auflaufen der Saat auf eine fast vierwöchige Probe gestellt.

---

* nicht zu verwechseln mit der indischen Pfefferküste (Malabar)

Es wäre verwunderlich, wenn es von einer so alten Würzpflanze nicht mehrere Kulturformen gäbe. So unterscheidet man zunächst die beiden Unterarten Wurzelpetersilie (Petroselinum crispum=hortense=sativum, Subspecies tuberosum) und Blattpetersilie (Subspecies crispum=foliosum). Erstere liefert rettichgroße, süßaromatisch schmeckende Wurzeln, die als Frischpflanzen-Preßsäfte diätetisch zur Anregung der Nierentätigkeit und nach Zerkleinern plus Trocknung in gemischten Suppengewürzen verwendet werden. Letztere wird vor allem in einer krausblättrigen Form angebaut, die zwar schwerer als die glattblättrige Form zu waschen ist, aber nicht mit der ebenfalls glattblättrigen Hundspetersilie verwechselt werden kann. (Zusätzliche Unterscheidungsmerkmale: Die Blätter der giftigen Hundspetersilie — Aethusa cynapium — sind im Gegensatz zu denen der Petersilie auf der Unterseite glänzend und riechen beim Zerreiben unangenehm.)

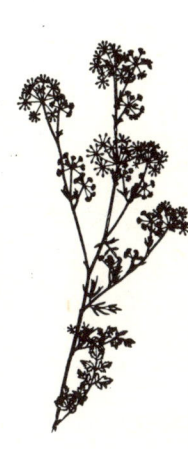

Petersilienblätter enthalten ein unaufdringlich riechendes und deshalb mit anderen Würzkräutern gut kombinierbares ätherisches Öl, in dem unter anderem Myristicin (auch im Muskatöl enthalten!), ferner meist Apiol nachgewiesen wurde. Die Blätter sind außerdem mit 100 mg auf 100 g Frischgewicht ein guter Vitamin-C-Spender.

Die vielen Verwendungsmöglichkeiten dieses vor allem frisch so wertvollen Würzkrautes sind hinreichend bekannt und können hier nicht vollständig aufgezählt werden.

In der Antike hatte die Petersilie vor allem kultische Bedeutung. Man setzte Sportskanonen und bei Gelagen zur Erhöhung der Trinkfestigkeit sich selbst Petersilienkränze aufs Haupt. Bis man dahinter kam, daß hier Lorbeerblätter attraktiver aussehen, besser duften und gegen Trunkenheit genauso wirksam sprich unwirksam sind.

Pfeffer

Als Pfeffer werden viele Scharfgewürze bezeichnet: Spanischer, Cayenne-, Chili-, Kubeben-, Nelken-, Malagetta-, Rausch-, roter, schwarzer, weißer, grüner Pfeffer etc. Hier soll ausschließlich vom weitaus wichtigsten Pfeffer, dem schwarzen Pfeffer (Piper nigrum) die Rede sein. Ob daraus das schwarze, weiße oder grüne Gewürz wird, hängt allein von der Behandlung der ährenartig aufgereihten Beerenfrüchte der g l e i c h e n Pflanze ab. Erntet man die orangeroten Beeren vollreif und wirft sie zur Fermentation auf große Haufen, dann läßt sich kurz darauf das weiche Fruchtfleisch samt Schale herunterwaschen, und übrig bleiben die weißen Pfeffersamen. Diese mittelscharfe, teuerste und recht aromatische Sorte ist bei uns Deutschen — Ausnahme das „schwarze" Bayern — am beliebtesten.* Von den pro Jahr auf der Erde erzeugten über 100.000 Tonnen Pfeffer wird der größte Teil als schwarzer Pfeffer verkauft. Seine Herstellung ist einfacher, indem man die noch nicht ganz reif geernteten Beeren an der Luft trocknen läßt. Dabei wird die Haut runzelig und schwarz. Die schwarze Gewürzvariante ist deutlich schärfer als die weiße. Am wenigsten Schärfe und am

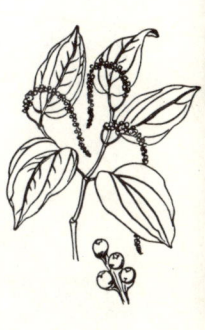

45

meisten Aroma hat der grüne Pfeffer. Seine Farbe wird erhalten durch besonders rasche Trocknung oder sofortiges Einlegen der unreifen Früchte in saure Salzlake. Alle drei Sorten enthalten in unterschiedlichen Mengen (1-3,5%) ätherisches Öl mit den Komponenten Phellandren, Limonen, Citral und Caryophyllen, dazu einige Prozent des Scharfstoffes Piperin. Da das Piperin weder flüchtig noch gut wasserlöslich ist, empfinden wir beim Zerbeißen eines Pfefferkornes stets zuerst das Aroma und dann die Schärfe.

Aufgrund neuerer Erkenntnisse weiß man, daß Pfeffer nicht lange hitzebeständig ist. Er darf deshalb den Speisen erst kurz vor dem Servieren zugesetzt werden. Wegen der Flüchtigkeit des ätherischen Öles empfiehlt sich der Kauf ganzer Pfefferkörner und deren Vermahlung in einer kleinen Handmühle unmittelbar bei Bedarf.

Eine Aufzählung der vielen Einsatzmöglichkeiten dieses beliebten Gewürztrios darf wegen des hohen Bekanntheitsgrades unterbleiben. Einige bewährte Pfefferrezepte sind im Anhang verzeichnet.

Der an der südwestindischen Malabarküste heimische Pfeffer ist ein Kletterstrauch. In den Plantagen liefern die Sträucher vom siebten Jahr an 15 Jahre lang 1—1,5 Kilogramm Früchte in jährlich meist zwei Ernten. Er wird jetzt in vielen heißen Ländern (neben Indien z.B. Ceylon, Indonesien, Brasilien, Westafrika und Madagaskar) angebaut und kommt in mehreren Herkunftsbezeichnungen in den Handel, wie Malabar-, Sarawak- und Belempfeffer.

* Als „pink pepper" oder Schinuspfeffer (Schinus molle) werden neuerdings rosafarbene, nach Pfeffer und zugleich süß schmeckende Früchte aus Südamerika vermehrt verwendet. Die pfefferkorngroßen hartkernigen Früchte gehören wie die Cashew-Nüsse (Kaschu) zu den Anacardiaceen und sind mit dem schwarzen Pfeffer nicht verwandt.

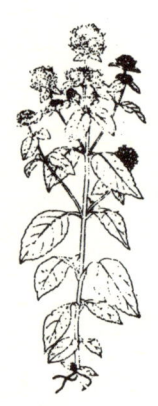

(Pfeffer)minzblätter

In diesem Kapitel muß aus botanisch-systematischen Gründen auch von anderen Minzenarten berichtet werden. Deshalb steht das Wort „Pfeffer" in Klammern. Über die Pfefferminze als Gewürz verraten uns am meisten die englischen Kochbücher. Aus Britannien stammt auch die bekannteste Pfefferminzsorte, nämlich die Mitcham-Pfefferminze. Sie wird in der Grafschaft Surrey angebaut.

Lange haben die Botaniker an der wahren Herkunft der Pfefferminze herumgerätselt. Der schwedische Naturforscher Carl von Linné gab ihr zwar den wissenschaftlichen Namen Mentha piperita, aber damit war noch nicht viel erreicht. Heute wissen wir es genau: Die Pfefferminze ist eine Kreuzung aus der Wasserminze (Mentha aquatica) und der grünen Minze (Mentha spicata = viridis). Diese wiederum ist ein Bastard aus der Roßminze (Mentha longifolia) und der rundblättrigen Minze (Mentha rotundifolia = suaveolens). Demnach ist die Pfefferminze sogar ein sogenannter Tripelbastard. Sie wird fast ausschließlich durch Wurzelausläufer vermehrt.

Neben der Pfefferminze werden bei uns (Bayern, Erdinger Moos) und in der DDR noch andere Minz-Zuchtsorten angebaut. In China, Brasilien, Formosa und Japan werden Abarten der Ackerminze (Mentha arvensis) kultiviert. Die Apotheken bieten unter dem Namen „Japanisches Heilpflanzenöl" ein reines Destillat aus dieser Minzenart an. Hier kann man auch Krauseminze kaufen, deren Duft vom Spearmint-Kaugummi her bekannt ist.

Mit dieser noch längst nicht vollständigen Aufzählung der besonders kreuzungswilligen Gattung Mentha, deren Vorfahren aus dem östlichen Mittelmeergebiet stammen, dürfte der Leser hinreichend gefordert, wenn nicht gar verwirrt sein. Bleiben wir deshalb bei der vertrauten Pfefferminze. Sie ist Bestandteil des Europäischen Arzneibuches, in genügend hoher Dosis eine gute Arzneipflanze bei Gallenbeschwerden, Magen- und Verdauungsstörungen, in geringerer Menge ein Haustee und schließlich ein durchaus brauchbares Würzkraut, beispielsweise zu fettem Hammelbraten, Hülsenfruchtgemüsen, Pilzen, Fruchtsalaten, Diät- und Rohkost. Am einfachsten ist die englische Mint-sauce zu verwenden. Noch wichtiger als Aromastoff ist das ätherische Pfefferminzöl. Es aromatisiert Pfefferminzlikör, Zahnpasten, Schokoladenspezialitäten und andere Süßwaren und Pharmazeutika. Das zu mindestens 1,2 % in den Blättern des Lippenblütlers enthaltene ätherische Öl besteht überwiegend aus Menthol. Raucher kennen die als kühlend empfundenen Menthol-Zigaretten. Hunderte von kosmetischen und pharmazeutischen Erzeugnissen enthalten diesen farblos kristallisierenden Naturstoff.

Summa summarum schenken uns die Pfefferminze und ihre zahlreichen Vettern eine kaum übersehbare Fülle von Anwendungsmöglichkeiten.

Pilze

Über die Erkennung, Sammlung und Zubereitung der eßbaren Pilze — das ist die Mehrzahl aller heimischen Pilze — gibt es ausgezeichnet bebilderte Spezialbücher, mit denen im Rahmen eines Gewürzbuches nicht konkurriert werden kann.

Hier interessieren nur die Pilzaromen (siehe auch unter „Geschmacksverstärker"). Unser edelster deutscher Speisepilz, der Steinpilz (Boletus edulis), entfaltet das köstlichste, nußkernartige Aroma. Zur Verfeinerung von Bratensoßen und Suppen werden die frischen Pilze, auch anderer Arten wie des ergiebigen Parasols, rasch geputzt, in Längsrichtung zu halbzentimeterstarken Scheiben geschnitten und in dünner Lage an der Luft getrocknet. Das kann jede Hausfrau ohne kostspielige Hilfsmittel. Gewaschen dürfen die Pilze in diesem Fall allerdings nicht werden, weil sie sonst beim Trocknen mißfarbig werden. In der Industrie werden die trockenen Pilzschnitzel oft zu Pulver vermahlen. Auch flüssige oder trockene salzhaltige Pilzextrakte werden von den Nahrungsmittelherstellern zur Betonung des Fleischgeschmackes gern gebraucht. Sie sind besonders einfach zu verarbeiten und bieten die Gewähr für gleichbleibende Produkte. Der in China und Japan heimische und dort seit langem gezüchtete Baumpilz Shi-take (Lentinus edodes) ist ein vorzüglicher Würzpilz. Als Dosenkonserve oder getrocknet kann man ihn auch bei uns im Feinkostgeschäft kaufen.

Die Trüffel ist in einem Extra-Kapitel besprochen.

Pimentfrüchte

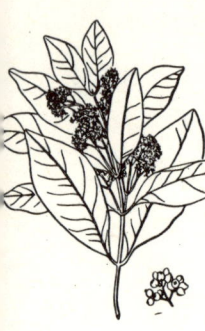

Den Pfeffer fand Columbus in der Neuen Welt nicht, aber den Nelkenpfeffer. So heißt der Piment nämlich auch, weil seine dunkelbraunen, etwas ovalen Früchte deutlich nach Gewürznelken duften. Kein Wunder: Das ätherische Pimentöl besteht hauptsächlich aus Eugenol, welches auch im Nelkenöl vorherrscht. Andere flüchtige Ölbestandteile erinnern an Muskat und Zimt, weshalb die fast erbsengroßen zweisamigen Früchte die weitere Bezeichnung Allgewürz und Allerleigewürz tragen. Damit noch nicht genug der Namen:

— Neugewürz, wegen des relativ kurzen Gebrauchs
— Englischgewürz, wegen angloamerikanischer Vorliebe für Piment
— Jamaikapfeffer, weil diese Insel der Hauptlieferant ist.

Die Stammpflanze des Piments (Pimenta dioica) ist ein kleiner, zweihäusiger immergrüner Tropenbaum aus der Familie der Myrtengewächse. Seine Früchte müssen unreif geerntet werden, weil die vollreifen Beeren nur wenig Aroma entfalten.

Den vielen Namen des Piments entsprechen mindestens ebensoviele Verwendungsmöglichkeiten, und zwar zu Wild, Fleisch, Wurst, Fisch, Soßen, Suppen, Kuchen, Gebäck, Likören — und Kosmetika.

In Mexiko und den mittelamerikanischen Staaten wird eine andere Pimentart geerntet. Ihre über erbsengroßen grauen, dickschaligen Früchte heißen Mexiko- oder Tabasco-Piment. Sie führen nur etwa 1% ätherisches Öl, während der echte Piment bis zu 4% flüchtige Substanzen bildet.

Pomeranze

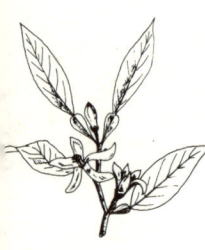

Obwohl die zur Gattung Citrus zählende Pomeranze oder Bitterorange (Citrus aurantium ssp. aurantium) an den Südhängen des weitentfernten Himalaja wild wächst, ist der weißblühende Baum schon seit dem neunten Jahrhundert im arabischen Raum angepflanzt und von da ab durch die Streiter des Propheten in den Einflußgebieten des Islam verbreitet worden. Im frühen elften Jahrhundert ist die Bitterorange in Sizilien eingebürgert, Jahrhunderte vor der Süßorange.

Der Pomeranzenbaum nützt dem Menschen in mindestens siebenfacher Weise: Aus seinen dunkelgrünen Blättern wird ein wohlriechender Tee gebrüht. Er ist ein bitteres Magenmittel. Zweige samt unreifen Früchten schenken uns mit Hilfe von Wasserdampf eine kosmetisch verwendete Petitgrainöl-Sorte, die intensiv duftenden Blüten mit dem gleichen Verfahren das teure Neroliöl, einen Bestandteil des Kölnisch Wassers. Als „Abfallprodukt" entsteht dabei für den Konditor das Orangenblütenwasser. Die unverarbeitet ungenießbaren herbsauren Früchte mit der aromatischbitteren Schale sind die Grundlage der bekannten englischen Orangenmarmeladen. Aus den unreifen Fruchtschalen wird das limonenreiche gelbe Pomeranzenöl gepreßt und aus den reifen mit viel Zucker das Orangeat für die Weihnachtsbäckerei hergestellt.

Zu alledem sind die Pomeranzenbäume ebenso schön wie die der diversen Süßorangensorten. Nur ein paar Dornen an den Ästen stören den paradiesischen Eindruck.

48

Porree

Kein Suppengrün ohne Porree (=Lauch, Allium porrum), den mild schmeckenden Vetter der Zwiebel. Genau genommen sind es zwei Vettern, der zartere Sommerlauch und der einigermaßen frostfeste, derber schmeckende und aussehende Winterlauch. Beide werden von der im Mittelmeerraum heimischen Wildart Allium ampeloprasum abgeleitet, die schon im alten Ägypten angebaut wurde.

Durch einen Trick sorgt der Gärtner für schön lange, gebleichte Lauchstengel: Er setzt die im Frühbeet aus Samen gezogenen jungen Pflänzchen ab Ende April in handspannentiefe Furchen und füllt diese nach und nach mit gutem Humusboden auf.

Als Würzkraut — auch für Salate — empfiehlt sich der feinere Sommerlauch, als Gemüse mehr der leider vitamin-C-arme Winterlauch. Porree schmeckt auch gut in Fischsuppe, zu Schalentieren und Schweinebraten. Wichtig ist in allen Fällen, daß die Pflanzen frisch sind, da sie im angewelkten Zustand oder — geschnitten — bei längerem Kontakt mit der Luft erheblich an Geschmacksqualität einbüßen.

Erntet man den Porree nicht, wie meist üblich, gegen Ende des ersten Jahres, dann bildet das Liliengewächs im folgenden Frühsommer einen kugeligen Blütenstand. Soweit läßt es der Gärtner aber nicht kommen. Er schneidet den Blütenschaft schon beim Austreiben ab. Die Pflanze sucht sich dann auf anderem (vegetativem) Weg zu vermehren durch viele, in den Blattachseln gebildete kleine Brutzwiebeln. Man kann diese „unechten Perlzwiebeln" so gut wie die echten gebrauchen, zum Beispiel zu Mixed Pickles.

Portulakblätter

Wie der zuvor beschriebene Porree ist auch der dickblättrige Portulak (Portulaca oleracea ssp. sativa) ein „Oldtimer" unter den Küchenkräutern. Er schmeckte schon den alten Ägyptern. Portulak ist der Namenspatron für eine ganze, wenn auch kleine botanische Familie, die Portulakgewächse. Die kaum mehr als handspannenhohe, unscheinbar gelbgrün blühende Pflanze ist ein Lichtkeimer. Das einjährige, bei uns vielfach als Gartenflüchtling verwilderte Kraut mag leichte Böden und viel Sonne. Es ist recht frostempfindlich. Die kurz vor Blühbeginn geernteten ei- bis spatelförmigen Blättchen schmecken etwas säuerlich, salzig, schwach aromatisch und sind vitaminreich. Ausschließlich frisch verwendet eignen sie sich zu Quark, Salaten, Roh- und Diätkost sowie zum Bestreuen von Suppen und Soßen. Die jungen Keimpflänzchen kann man wie Kresse essen.

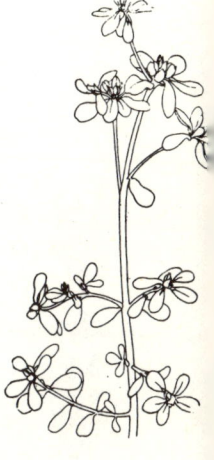

Quendel siehe Thymian

Raucharoma

Die in den älteren Bauernhäusern vorhandenen Räucherkamine hatten vor dem Aufkommen der Gefriertruhen eine größere Bedeutung als heute, nämlich in erster Linie das Fleisch vor Verderb zu schützen. Ein unvermeidlicher Nebeneffekt, das Raucharoma, war dabei durchaus willkommen. Von krebserregenden Kohlenwasserstoffen, wie 3,4-Benzpyren und 1,2,5,6-Dibenzanthrazen, welche besonders bei Verbrennungstemperaturen der Laubholzsägespäne über 400 Grad entstehen, wußte man vor wenigen Jahrzehnten noch nichts.

Heute kann jeder sein Geräuchertes (Geselchtes) ohne Reue genießen, wenn durch Steuerung der Verschwelung — geregelte Luftzufuhr und Temperaturen unter 350 Grad — weniger bedenkliche Rauchprodukte entstehen. Oft läßt man solchen Rauch nicht mehr direkt auf die Lebensmittel einwirken, sondern auf Salz oder Gewürze, mit denen das Raucharoma einfach zu dosieren ist. Rauchsalz des Handels ist allerdings oft kein direkt geräuchertes Kochsalz, sondern ein Gemisch aus Salz, Rauchessenzen, Pfeffer, Curry, Zwiebelgranulat, Glutamat und etwas Lindenholzkohle.

Rauchessenzen und Rauchextrakte werden von der Lebensmittelindustrie gerne verarbeitet, weil diese Konzentrate in stets gleichbleibender Qualität am Markt sind. Ein Gramm gereinigter Rauchextrakt entspricht einem Kilogramm Sägespänen. Er wird zwecks besserer Handhabung in Bratfett aufgelöst.

Eine berühmte fränkische Spezialität mit Raucharoma ist das Bamberger „Schlenkerla-Rauchbier". Es wird zwar ebenfalls nach dem bayerischen Reinheitsgebot von 1516 hergestellt, jedoch gibt es bei der Bereitung des Malzes einen Unterschied. Die angekeimte Braugerste (Grünmalz) wird nicht, wie üblich, durch reine Hitzeeinwirkung gedarrt, sondern der Mälzer läßt den Rauch eines Buchenholzfeuers bei bestimmter Temperatur durch Siebe am Malz vorbeistreichen. Rauchbier ist eine flüssige, nach Bier plus Räucherschinken schmeckende Brotzeit.

Weitere Getränke mit Raucharoma sind gerösteter Matetee und russischer Schwarztee, der auch Karawanentee heißt. Er erhielt früher unbeabsichtigt sein Aroma vom Rauch der nächtlichen Lagerfeuer.

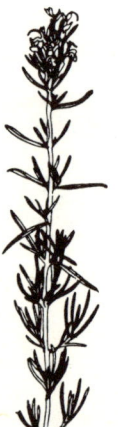

Rosmarinblätter

Der blaublühende, bis schulterhohe Rosmarinstrauch (Rosmarinus officinalis, Familie Lippenblütler) wächst wild rings um das Mittelmeer und wird dort in verschiedenen Formen auch kultiviert. Seine nach unten eingerollten und hier filzig behaarten Blätter enthalten durchschnittlich 1,5 % ätherisches Öl, welches durch seinen Gehalt an Kampfer, Pinen und anderen Terpenen etc. einen Mischgeruch zwischen Koniferen und Kampfer verbreitet. Die flüchtigen Substanzen bleiben am längsten in den unzerkleinerten Blättern erhalten. Trotzdem soll der Vorrat nach etwa einem Jahr durch Blätter aus neuer Ernte ersetzt werden.

Der Geschmackseindruck wird außerdem durch Bitterstoff und Gerbstoff geprägt. Verwendung außerhalb der Küche: Rosmarin war bei den alten Griechen und Römern eine wichtige Kultpflanze. Er diente unter anderem — wie so manch anderes auffallend riechendes Gewächs — der Geisterbannung. Das Christentum hat den immergrünen Macchienstrauch seit langem übernommen, was aus den religiösen Volksnamen wie Weihrauch-kraut und Maria Reinigung hervorgeht.

Das durch Dampfdestillation gewonnene ätherische Öl spielt in der Kosmetik und Pharmazie (Durchblutungsanregung) eine Rolle. Die getrockneten Blätter regen die Magenfunktion an.

Verwendung in der Küche: Rosmarin ist bei den Italienern am beliebtesten. Ein paar Blattnadeln oder ein kleiner Zweig passen gut zu Pizza, Hähnchen, Tomatensuppe und -soße, Hammel- und Schweinebraten, Gegrilltem und Geschmortem, Wild, Pilzen und mariniertem Fisch. Rosmarin ist oft Bestandteil von Gewürzmischungen.

Saccharin siehe Zucker

Safrannarben

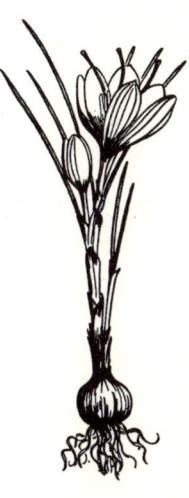

Der weibliche Teil im Inneren einer „typischen" Blüte besteht bekanntlich aus Narbe, Griffel und Fruchtknoten. Beim Safran dienen nur die dreiteiligen orangen Narben als Gewürz und Farbstoff. Aus bis zu 150 000 der violetten Blüten müssen die Narben herausgezupft und auf Sieben über dem Holzfeuer getrocknet werden, um nur ein Kilo der besten Qualität „Elegierter Safran" zu erhalten (Hektarertrag ca. 3 Kilo). Kein Wunder, daß Safran das mit Abstand teuerste „königliche" Gewürz ist. Die geringfügig billigere Qualität „Natureller Safran" darf neben den Narben bis zu zehn Prozent Griffelteile enthalten.

Der in Kleinasien beheimatete Safrankrokus (Crocus sativus, Familie der Irisgewächse) blüht wie die ähnliche, aber nicht direkt verwandte Herbstzeitlose (Colchicum autumnale, Liliengewächse) im Spätjahr. Im Gegensatz zu dieser treiben die Blüten und Blätter des Safrans kurz nacheinander aus. Er wurde bereits in der Antike angebaut und zu kultischen, verschiedenen medizinischen (z.B. als Sexdroge) und kulinarischen Zwecken gebraucht, hauptsächlich aber als Lieferant eines intensiv gelben Farbstoffes. Das wasserlösliche Safrangelb ist eine noch in 200 000 facher Verdünnung sichtbare Mischfarbe aus Carotinoidverbindungen mit Zuckern. Bitterstoff und ca. 0,8 Prozent durch Safranal streng riechendes ätherisches Öl sind die weiteren Bestandteile. Deutscher Hauptlieferant von Safran ist Spanien.

Im Vergleich zu früheren Jahrhunderten ist Safran jetzt nur noch wenig in Gebrauch. Unsere heutigen Kuchen werden auch ohne Safran „geel", nämlich durch Eier von paprikagefütterten Hühnern. Die berühmte südfranzösische Fischsuppe Bouillabaisse wird mit etwas Safran versetzt. Safranfarbe und -geschmack harmonieren gut mit Schalentieren (siehe Rezeptteil). Auch einige teure Liköre, Käsesorten und Mailänder Reis enthalten Spuren davon.

Ein so teures Gewürz ist zu allen Zeiten verfälscht worden. Blütenblätter der Färberdistel (= Saflor oder wilder Safran) und der Ringelblume, Malzkeime und Maisgriffel sind beliebte Streckungsmittel. Man erkennt sie durch Vergrößerung zum Glück recht leicht. Im Mittelalter versuchten die Behörden durch Androhung des Feuertodes für jeden Fälscher das Gewürz rein zu halten — mit bescheidenem Erfolg. Sogar der Reichstag 1551 zu Augsburg befaßte sich mit den „Safranschmierern". Auch in unseren Tagen ist vom Kauf gemahlenen Safrans abzuraten, weil Pulver grundsätzlich leichter zu verfälschen sind.

Salbeiblätter

Die vor allem in den Mittelmeerländern angesiedelte Pflanzengattung Salbei ist dort auch in mehreren Kultursorten verbreitet. Wir wollen uns hier auf die beiden wichtigsten, den spanischen Salbei (Salvia officinalis) und den dreilappigen griechischen Salbei (Salvia triloba) beschränken. Gemeinsamkeiten der beiden Arten:

— bis kniehohe, blaublütige, ausdauernde Halbsträucher
— durch starke Blattbehaarung Schutz der empfindlichen Ätherischöl-Behälter und gute Haltbarkeit auch getrocknet
— gedeihen an sonnigen, windgeschützten Stellen auch bei uns, jedoch ist Frostschutz erforderlich
— Qualitäten aus deutschen Gärten den südländischen Herkünften nicht ebenbürtig
— sehr hoher Gehalt an Magnesium (ca. 400 mg%, bezogen auf Trockengewicht) und Zink (etwa 5 mg%)*
— beide Pflanzen offiziell, das heißt ins neue Deutsche Arzneibuch (DAB) aufgenommen
— Ätherischölgehalt etwa 1,5 %, jedoch von verschiedener Zusammensetzung: Griechischer Salbei enthält mehr Cineol, spanischer mehr Kampfer.

Salbeiblätter waren früher ein Heilmittel „gegen alles". Übriggeblieben ist davon die naturwissenschaftlich begründete Anwendung bei Entzündungen im Mund- und Rachenraum, Nachtschweiß und zum Abstillen. Das ätherische Salbeiöl wird Mundwässern und Seifen zugesetzt.
In der Küche ist Salbei — frisch oder getrocknet, jedoch stets g e r i n g dosiert — ein brauchbares Gewürz zu Hammelbraten, Wild, Schaschlik, Hähnchen, Hackbraten, Leber, Schweine- und Kalbfleisch (Saltimbocca), Käseomelette, Aalsuppe und Geflügelfülle.

Unser einheimischer Wiesensalbei (Salvia pratensis) taugt wegen Fehlens ätherischer Bestandteile weder als Heil- noch als Gewürzpflanze. Immerhin können seine azurblauen Blüten mit einer botanischen Besonderheit aufwarten: Ein Streichholz oder dergleichen, leicht unten in die Blütenöffnung gedrückt, läßt durch Hebelwirkung zwei langstielige Staubgefäße zur Bestäubung der vermeintlichen Biene hervorschnellen.

* mg% bedeutet Milligramm in 100 g Trockenmasse

Salz

Der berühmte Satz des Paracelsus „Die Dosis macht, daß ein Ding Gift ist" gilt auch für unser an sich gesundes Speisesalz. Gut 15 Gramm täglich — über 5,5 Kilogramm pro Jahr — verbraucht der Bundesbürger davon im Durchschnitt, mehr als das Doppelte des Erforderlichen. Das Resultat ist nur zu oft erhöhter Blutdruck mit seinen Folgekrankheiten Herzinfarkt, Schlaganfall, Nierenversagen etc. Mit Recht verbietet der Arzt bei diesen leider nicht seltenen Erkrankungen den Genuß von Salz. Bedauerlicherweise gibt es, anders als beim Zucker, für Speisesalz keine voll befriedigenden Alternativen. Salzersatzstoffe, deren Hauptbestandteile Kalium-, Magnesium- und Calciumsalze sind, schmecken nur einigermaßen salzähnlich. Ein bekannter Kochsalzersatz ist das Sina-Salz. Am besten behilft sich, wer vermehrt pflanzliche Gewürze wie Liebstöckel, Curry, Zwiebeln und ein wenig Glutamat verwendet.

Soviel zu den negativen Aspekten des Kochsalzes, die nur auf seiner falschen Anwendung beruhen. Richtig, das heißt niedriger dosiert ist Salz nicht nur wohlbegründet unser meistverwendeter Würzstoff, sondern zugleich gesund, denn beide Komponenten des Natriumchlorids, wie der Chemiker das Kochsalz nennt, sind wichtige Bestandteile unseres Körpers. Das Chlorid finden wir im Magensaft als Teil der Magensalzsäure, und das Natriumion* ist zum Beispiel unerläßlich für die Nervenfunktion. Unser Blut enthält fast 1 % Salze mit dem Hauptbestandteil Kochsalz.

Alles Salz kommt aus dem Meer, auch das in riesigen unterirdischen Lagern in Deutschland vorkommende Steinsalz. Seit den geologischen Zeitaltern Trias und Perm vor 200 bis 220 Millionen Jahren lagert es dort. Wir leben nämlich über einem ehemaligen, abflußlosen, mehrfach ausgetrockneten und überfluteten Salzmeer. Die heiße Sonne des damals tropischen, vulkanreichen Europa verdampfte Milliarden Kubikmeter Wasser, und die darin gelösten Mineralsalze kristallisierten, ihrer unterschiedlichen Löslichkeit entsprechend, nacheinander aus. Das prozentual am meisten enthaltene Kochsalz bildete die dickste Kristallschicht. Sie wurde im Lauf der Jahrmillionen durch darüber liegende Sedimente zu turmhohen Steinsalzflözen komprimiert und durch spätere Bewegungen der Erdkruste teilweise zur Erdoberfläche hin hochgepreßt. Schon neun Jahrhunderte vor unserer Zeitrechnung bauten es die Illyrer und Kelten im österreichischen Hallstatt, dem ersten Salzbergwerk der Welt, mit Bronzepickeln ab. Die Hallstattkultur ist hiernach benannt. Viele Orte mit dem Namen „Hall" (keltisch = Salz), so auch Schwäbisch Hall, wurden zum Teil schon zur Keltenzeit reich am Salz; der Heller (Haller) kündet davon. Salz selbst war lange Zeit Zahlungsmittel. Nicht nur in Abessinien, wo man Bräute damit kaufte, sondern auch viel näher, im alten Rom, dessen Beamte und Soldaten ihr vom lateinischen sal = Salz abgeleitetes Salär in Form von Salztafeln erhielten.

Wegen Salzquellen, die Wohlstand und Macht verhießen, führten die Germanenstämme der Chatten und Hermunduren sowie der Alemannen und Burgunder miteinander Krieg. Zu jenen Zeiten und noch lange danach galt das Verschütten von Salz als schlimmes Vorzeichen für Unglück und Streit, richtiger wohl: Das Verschütten s e l b s t war wegen der hohen Salzpreise ein Unglück. Heute ist dank moderner eigener Salzbergwerke, wie sie in Stade, Staßfurt, Heilbronn und Reichenhall bestehen, das Salz trotz Steuer wohlfeil und so wird es auch bleiben, weil die Vorräte in der Erde und den Ozeanen beinahe unermeßlich sind. Auf der anderen Seite ist der Welt-Salzbedarf riesig. Die Bundesrepublik allein erzeugt jährlich 10 Millionen Tonnen Salz, weltweit sind es 170 Millionen Tonnen.
Die reinsten Salzqualitäten werden nach dem Vakuumsiedeverfahren aus gelöstem Steinsalz (Sole) erhalten, einer energiesparenden Weiterentwicklung der keltischen Salzsiedeanlagen, in denen ganze Wälder verheizt wurden. Aus heißer Sole kristallisiert feinkörniges Salz, aus kühlerer Sole grobkörniges. Der billigste Salzsieder ist und bleibt die Sonne. An vielen

---

* Ionen sind elektrisch geladene Teilchen, meist Atome, mit ganz anderen Eigenschaften als die ungeladenen Atome.

warmen Küsten wird Meersalz in Salzgärten — die „Beete" sind flache rechteckige Mulden — durch Wasserverdunstung gewonnen. Meerwasser enthält etwa 3,5 % gelöste Salze, davon durchschnittlich 2,7 % Natriumchlorid, der Rest besteht aus dem bitteren Magnesiumsulfat, Kalium-

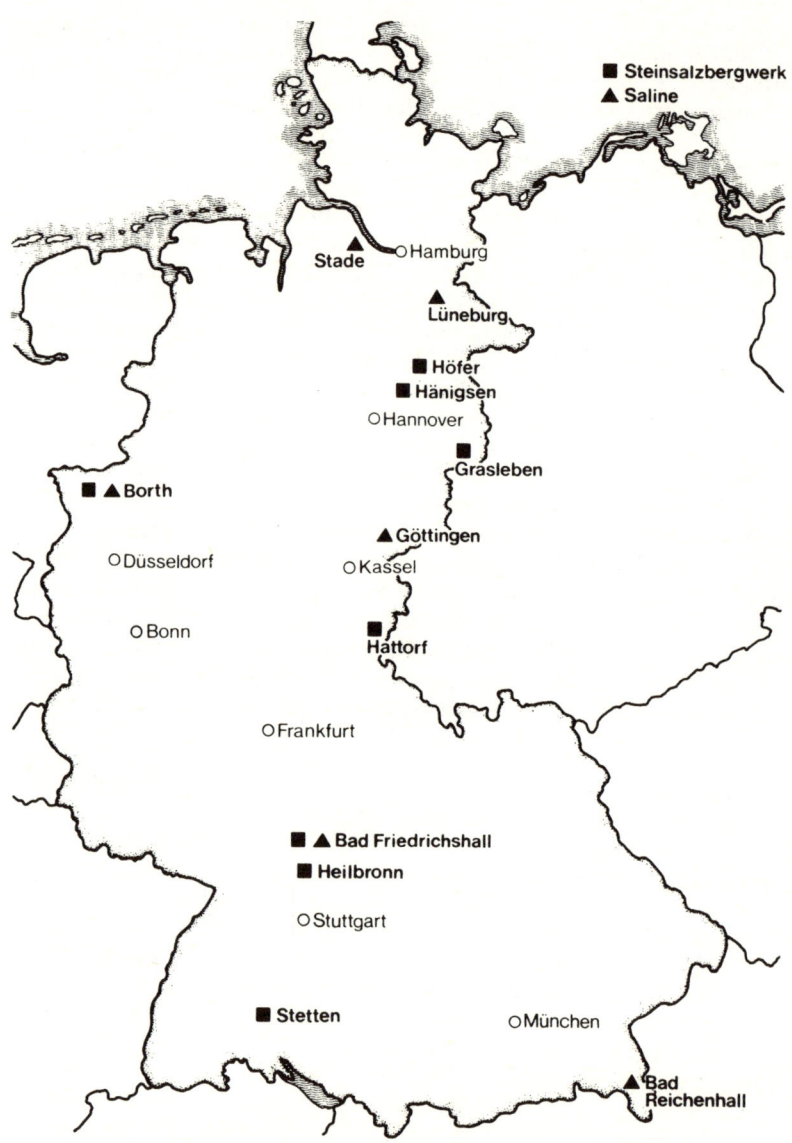

Salzproduktionsstätten in der Bundesrepublik Deutschland

Mit Genehmigung der Franckh'schen Verlagshandlung, KOSMOS Verlag, Stuttgart entnommen aus W. Botsch, Salz des Lebens.

chlorid und weiteren anorganischen Salzen. Meersalz schmeckt zwar etwas bitter und zieht im Gegensatz zum Siedesalz Feuchtigkeit an, ist aber wegen seiner Begleitstoffe empfehlenswert. Auch Mischungen aus Meersalz mit Siedesalz sind im Handel. Nur ein kleiner Teil von 5 % der Welt-Salzerzeugung kommt in die Kochtöpfe, die Hauptmenge verbrauchen Industrie und Technik. Da Kochsalz ein völlig aromafreier reiner Geschmackspender ist, läßt es sich mit fast allen vegetabilischen Gewürzen harmonisch mischen. Diese Tatsache und die Bequemlichkeit der Menschen haben zur Entwicklung von fertigen Gewürz/Salz-Kombinationen, wie Knoblauchsalz, Sellerie- und Zwiebelsalz geführt.

Hinweise auf die Einsatzmöglichkeiten von Speisesalz erübrigen sich. Bis auf einen Tip vielleicht: Geben Sie zur Geschmacksabrundung auch an Süßspeisen eine Messerspitze davon.

Sambals

Sambals oder Samballan sind scharfe, tomatenrote Würzpasten der indischen und indonesischen Küche, beispielsweise der indonesischen Reistafel. Bei uns am bekanntesten ist der recht scharfe „Sambal-Oelek", welcher hauptsächlich aus Cayennepfeffer und Salz besteht. Er ist auch Basis anderer Sambalzubereitungen mit Zwiebeln und weiteren Gewürzen.

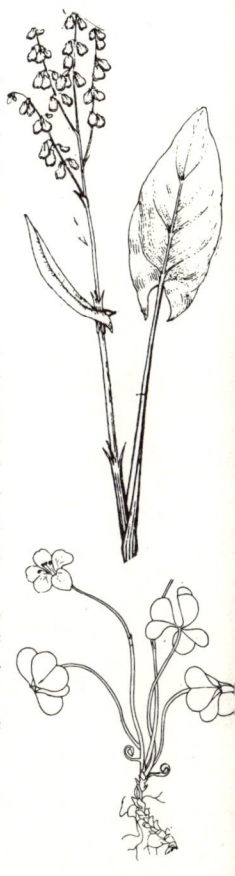

Sauerampferblätter

Der zweihäusige Sauerampfer (Rumex acetosa) fehlt auf keiner feuchten Wiese. Im Garten hat er bekannte Verwandte, den Spinat und den Rhabarber. Alle drei Knöterichgewächse enthalten in ihren Stengeln und Blättern mehr oder weniger Oxalsäure und deren Salze. Sauerampfer wird seinem Namen gerecht durch reichlichen Gehalt an saurem Kaliumoxalat (= Kleesalz) und geringe Mengen freier Oxalsäure. Beide Substanzen sind in g r ö ß e r e r Menge gesundheitsschädlich, weil sie das Blutkalzium binden und durch das dabei entstandene unlösliche Kalziumoxalat die Nieren schädigen können.

Dies wissend, kann der Koch dennoch völlig unbedenklich ein paar frische, kleingeschnittene und anschließend in lauwarmem Wasser gewaschene Sauerampferblätter auf die Frühlings- oder Kräutersuppe und -soße streuen oder Joghurt, Quark und Salate damit verfeinern.

Dieselben Inhaltsstoffe wie der Sauerampfer besitzt der Waldsauerklee (Oxalis acetosella). Er kann in gleicher Weise gebraucht werden.

Schalotten siehe Zwiebel

Schnittlauch

Das Liliengewächs Schnittlauch (Allium schoenoprasum) verrät schon durch seinen Geruch die Zugehörigkeit zur Zwiebelgattung, und wie bei der Zwiebel enthalten seine dünnen Blattröhren viel Vitamin C, nämlich bis zu 60 Milligramm auf 100 Gramm Frischgewicht. Anders als die Zwiebel bildet Schnittlauch nur schwache unterirdische Zwiebelchen aus. Hier ähnelt er mehr seinem Vetter Lauch. Obwohl die hübschen purpurnen

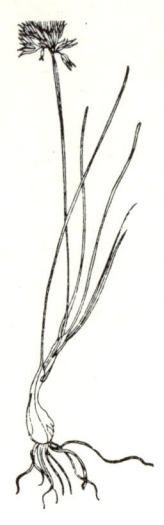

Blütenkugeln des Schnittlauches auch eine Gartenzierde sind, entfernt sie der Hobbygärtner meist schon als Knospen, weil die Pflanze dann besonders reichlich Vermehrungszwiebeln bildet. Selbst bei guter Düngung soll der Standort nach etwa drei Jahren gewechselt werden, da der Boden von der Pflanze intensiv ausgelaugt wird. Bei Haltung im Blumentopf ist sogar jährliche Erneuerung der Erde anzuraten.

Verwendung: Schnittlauch wird fast so häufig gebraucht wie Petersilie. Geschnitten sieht er dekorativ aus und würzt Quark, Remoulade, Soßen, Suppen, Eierspeisen, Salate, Fisch, Fleisch, Hack-Steaks (siehe Rezeptteil) oder einfach ein Butterbrot. Auch tiefgefroren behalten die dunkelgrünen Blätter ihr Aroma. Durch Trocknen werden sie allerdings praktisch wertlos.

Schokolade siehe Kakao

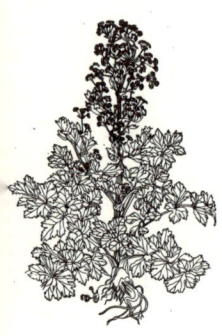

Sellerieknollen, -stengel, -blätter, -früchte

Das zweijährige, jedoch häufig einjährig angebaute Doldengewächs Sellerie (Apium graveolens) wächst wild in ganz Europa und darüber hinaus. Er ist in der Küche heute nur noch in seinen Zuchtformen gebräuchlich. Davon gibt es mehrere: Bei uns am bekanntesten sind die verschiedenfarbigen, meist weißlichen Sorten des Knollenselleries. Seine aromatisch-süß schmeckenden Knollen werden gekocht zu Salat und Sauerkonserven verarbeitet und Bratensoßen zugegeben oder feingeschnitten und getrocknet fertigen Suppenwürzen beigemischt.

Nur geringe Bedeutung hat der krausblättrige Schnittsellerie, dessen frische Blätter ein Küchengewürz sind.

Bei unseren westlichen und südlichen EG-Nachbarn ist der Stangen- oder Bleichsellerie stärker verbreitet. Seine wohlschmeckenden Blattstiele sind fleischig und zu einem Bündel zusammengewachsen. Manche Züchtungen liefern ohne menschliches Zutun chlorophyllfreie Stengel, bei anderen muß der Gärtner durch Anhäufeln der Erde nachhelfen, um die geschätzte helle Stengelfarbe zu erzielen.

Die Pflanze enthält in allen Teilen charakteristisch riechendes ätherisches Öl, am meisten in den kleinen Früchten (2-3 %).

Verwendung: Sellerieblätter harmonieren gut mit Kartoffelsuppe und Knochenbrühe. Sie werden mitgekocht. Selleriefrüchte, die der Anbauer bei zweijähriger Kultur aus den bis hüfthohen weißen Blütenständen gewinnt, werden zerkleinert und mit Salz als Selleriesalz angeboten. Mischungen etwa im Verhältnis 1 + 1 benutzt die Diätküche, um Kochsalz einzusparen. Sellerie wirkt harntreibend, besonders die vermahlenen Früchte und das ätherische Öl.

56

Senfsamen, Speisesenf

Senf ist eine Sammelbezeichnung für einige Kreuzblütlerpflanzen mit scharf schmeckendem Ölgehalt, deren ursprüngliches Verbreitungsgebiet der Mittelmeerraum bis hin zum Mittleren Osten war. Die Legionen der Römer und Karl der Große sorgten für die frühe Kultivierung des Senfs auch in Mitteleuropa. Alle Senfpflanzen sind anspruchslose gelbblühende, einjährige Kräuter, die im Anbau je nach Art bis Mannshöhe erreichen können. Die beiden wichtigsten Vertreter werden nach der Farbe ihrer Samen unterschieden als weißer (richtiger gelber) Senf (Sinapis alba, mäßig scharf schmeckend) und als schwarzer (richtiger brauner) Senf (Brassica nigra, scharf schmeckend). Sowohl farblich wie auch geschmacklich liegt zwischen beiden der Sareptasenf (Brassica juncea), welcher auch indischer Senf heißt. Er ist besonders reich an fettem Öl.

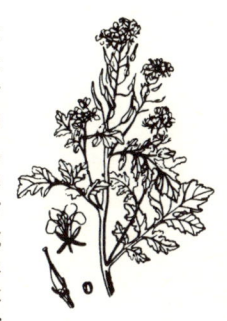

Vom Scharfgeschmack des Senfes kann man erst nach einer schon den alten Griechen bekannten Behandlung der Samen sprechen. Sie besteht aus deren Zerkleinerung und Kaltwasserzusatz. Am Beispiel des schwarzen Senfes sei kurz dargelegt, was dabei passiert: Seine gut millimetergroßen Samen enthalten — durch Zellwände getrennt — das Glykosid Sinigrin und das Enzym Myrosinase. Treffen beide in wässrigem Milieu zusammen, so spaltet das Enzym vom Glykosid die Traubenzuckerkomponente und Kaliumhydrogensulfat ab und übrig bleibt das flüchtige, unvergleichlich scharf riechende Allylsenföl: Aus fast geschmacksfreien Senfsamen wurde scharfer Senf. Die biochemische Reaktion verläuft nicht spontan, sondern benötigt etwas Zeit. Man kann dies durch Zerkauen einiger Samen leicht ausprobieren.

Beim weißen Senf, dessen Samen bis 2,5 Millimeter groß werden, geschieht unter den gleichen Bedingungen im Prinzip dasselbe, nur ist das hier enthaltene Glykosid Sinalbin etwas anders zusammengesetzt, und demzufolge auch seine enzymatischen Reaktionsprodukte. Auf der Basis dieser gut zwei Jahrtausende alten Zufallsentdeckung wird noch heute der Speisesenf hergestellt. Durch Modifikation des Verfahrens, wie Mischung der verschiedenen Arten von Senfsamen und Zugabe weiterer Ingredienzen entstehen die deutlich unterscheidbaren Senfsorten.

Die moderne Senfherstellung geschieht in folgenden Produktionsschritten: Reinigung der Samen durch Zentrifugieren und Siebung — Quetschen oder Schroten — (meist) Auspressen des f e t t e n , für Nahrungszwecke geeigneten Öles — Zerteilung des festen Preßkuchens — Maischen mit Wasser, Essig und gegebenenfalls Zucker oder/und Gewürzen — Naßvermahlung zwischen Granitsteinen oder in Korundmühlen. Das dunkelgelbe Fertigprodukt enthält feinst vermahlen auch die schärfefreien Samenschalen, ist darum nur mittelscharf und heißt Bordeaux-Senf. Je nach Zusätzen gibt es ihn in vielen Geschmacksvariationen.

Aus zwei Gründen deutlich schärfer ist der nach etwas anderem Verfahren erhaltene berühmte französische Dijonsenf: Zum einen enthält er keinen milden Weißsenf, zum anderen werden die schärfefreien dunklen Samenschalen abgesiebt und weggeworfen. Dijonsenf ist recht scharf und hellgelb. Sein deutsches Gegenstück ist der ebenfalls scharfe Düsseldorfer Senf.

Im Süden der Bundesrepublik, vor allem in Bayern, wird süßer Senf bevorzugt und in solchen Mengen gegessen, daß man ihn schon als Nahrungsmittel bezeichnen muß (ein Eßlöffel voll entspricht zum Glück nur 33 Kilojoule = 8 Kalorien). Grundlage des oft Mostrich genannten Bayerischen Senfes ist weiße Senfsaat, welche weitgehend entölt wurde. Beim Maischen wird die Restschärfe fast ganz beseitigt. Ihre grobe Struktur erhält diese Senfvariante durch weniger intensive Vermahlung. Generell gilt: Je milder der Senf, desto größer der Anteil an Weißsenf, je schärfer, desto größer der Gehalt an Schwarzsenf.

Englischer Senf ist ein auf trockenem Weg gewonnenes schalenfreies Schwarzsenfpulver mit nur wenig Weißsenfzusatz (und teilweise etwas Mehl). Er steht in der Schärfe — nach Befeuchten — dem Dijonsenf kaum nach, schmeckt aber ausschließlich nach Senf, da er naturgemäß keinen Essig oder andere Aromaspender enthält. Außerhalb Britanniens werden als Senfgewürze wahlweise Muskat, Macis, Paprika, Kurkuma, Piment, Ingwer, Koriander, Majoran, Estragon, Kardamom und Meerrettich beigemischt. Konservierende Zusätze sind im allgemeinen, zumindest bei den scharfen Sorten, nicht nötig, da das ätherische Senföl von sich aus Bakterien- und Schimmelbefall verhindert. Ein geringer Kochsalzgehalt bis 5 % verbessert die Haltbarkeit zusätzlich. Bei Kühlschranklagerung hält sich Senf bis zu einem Jahr.

Senf kann durchaus auch als Arzneidroge angesprochen werden. Die vermahlenen Samen werden äußerlich zu Packungen und Bädern bei Rheumatismus und Gelenkerkrankungen verwendet, innerlich helfen die ganzen Samen bei Verdauungsstörungen und zur Stuhlregulierung. Die Samen enthalten etwa ein Prozent Schwefel, ein unter anderem für die Haut, Haare und Knorpelsubstanz wichtiges Element. Bei Magen- oder Darmentzündung oder -geschwür ist scharfer Senf nicht erlaubt.

Verwendung: Die Weißsenfsamen gehören an Mixed Pickles, scharfe Salate, Gurken, rote Rüben, in Würste und Fischmarinaden. Durch süßen Senf werden Weißwürste zum bayerischen Nationalgericht. Mittelscharfer Senf würzt Kochfisch, Mayonnaise, Eierspeisen, Frischwurst und pikante Soßen (siehe Rezeptteil), scharfer Senf Gebratenes und Gegrilltes.

Alle Senfsorten zusammen repräsentieren allein in der Bundesrepublik zu Beginn der achtziger Jahre einen Endverbraucherwert von etwa 160 Millionen Mark. Auf Weltmaßstab vergrößert, ist Speisesenf ein Milliardengeschäft.

Sereh siehe Zitronengras

Sesamsamen

Seit Generationen kennen die Kinder das Zauberwort „Sesam öffne dich" aus „Ali Baba und die vierzig Räuber". Wenigstens ebenso viele Samen wie Räuber im Märchen treten zutage, wenn sich die reife Fruchtkapsel der hüfthohen Sesampflanze öffnet. Ihre schönen weißen bis rosa Blüten erinnern an unseren heimischen Fingerhut.

Der wissenschaftliche Name Sesamum indicum verweist auf das Hauptanbaugebiet. In Indien und den Ländern rund um den Indischen Ozean liegt der Ursprung dieser uralten Kulturpflanze, die schon vor über 3000 Jahren im Zweistromland kultiviert wurde. Große Mengen Sesamsamen erzeugen auch China, der Sudan und Mexiko. Die Gesamt-Welternte betrug zu Beginn der achtziger Jahre fast zwei Millionen Tonnen.

Die kleinen ovalen Samen bestehen etwa zur Hälfte aus fettem Öl, welches seinerseits knapp 50 % essentielle Linolsäure enthält und damit zu unseren wertvollsten Speiseölen zählt. Trotz dieser oxidationsempfindlichen Säure ist Sesamöl gut haltbar, weil es ein Antioxidans, den phenolischen Begleitstoff Sesamol, enthält.

Auch der bei der Ölgewinnung anfallende Preßkuchen ist nicht etwa Abfall, sondern dank des beinahe optimal zusammengesetzten Eiweißgehaltes für Mensch und Tier gleichermaßen ideal. Soviel zum Nahrungsmittel Sesam.

Sobald man die cremefarbenen Samen leicht röstet, werden sie zum nahrhaften Gewürz. Jeder, der einmal ein sesambestreutes Brötchen verzehrte, kennt den feinen nußartigen Geschmack. Die Samen sind aber auch an Stelle von Mandeln und Nüssen gut brauchbar.

Sojabohne, Sojasoße

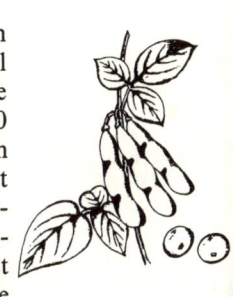

Die in Ostasien beheimatete Sojabohne (Glycine max) ist durch ihren Gehalt von etwa 35 % (!) wertvollstem Eiweiß, 18 % hochungesättigtem Öl und 26 % Kohlenhydraten eine der wichtigsten Nahrungspflanzen für die nach Protein hungernde Menschheit. Schon vor nicht weniger als 5000 Jahren wurde der einjährige, borstig behaarte Schmetterlingsblütler in China angebaut. Die bis über kniehohe, weiß oder lila blühende Pflanze ist frostempfindlich. Es gibt jedoch heute viele Zuchtsorten mit guter Anpassung an die lokalen Klimaverhältnisse der vielen Anbauländer. Mit Abstand am meisten Sojabohnen erzeugen die USA, in denen die Pflanze erst zu Beginn des zwanzigsten Jahrhunderts bekannt wurde. An zweiter Stelle steht die Volksrepublik China. Die Weltproduktion überschritt zu Beginn der achtziger Jahre 60 Millionen Tonnen.

Die rundlichen, gelben bis dunkelbraunen Samen dienen als Viehfutter, werden aber auch zu hochwertigen Nahrungsmitteln, wie joghurt-, käse- und sogar fleischähnlichen Produkten verarbeitet. Die japanische Firma Marusan hat ein Verfahren zur Herstellung einer hochwertigen und zugleich wohlschmeckenden Sojamilch entwickelt. Bei uns am bekanntesten ist die Sojasoße. Die meisten Japaner kommen mit Salz und dieser Soße als alleinigen Würzmitteln ein Leben lang aus. Schon zum Frühstück gibt es dort Reis mit Sojasoße oder **Miso**, einem pastenförmigen Sojaprodukt, welches Lebensmittel und Würze zugleich ist.

Das ursprüngliche, über tausend Jahre alte Herstellungsverfahren der Sojasoße beruht hauptsächlich auf Gärungsvorgängen: Entölte Sojabohnen werden eingeweicht und zusammen mit geröstetem und gequetschtem Weizen drei Tage lang bei 35 Grad Celsius bebrütet. Nach Mischen und Zugabe von etwa 17 % Meersalz sowie Wasser kommt der Ansatz zur Fermentation in Betonwannen oder große Eichenfässer, auf deren Wänden die Hefeart Saccharomyces rouxii und die salzliebende Bakterienart Pediococcus halophilus vorherrschen. Durch deren Stoffwechselaktivität werden im Verlauf von mindestens einigen Monaten das Eiweiß und die Kohlenhydrate teilweise zerlegt und Aromastoffe gebildet. Die dunkelbraune Flüssigkeit wird vom Bodensatz abgepreßt und nach einer Heißbehandlung (Pasteurisierung) als fertige Sojasoße in Flaschen gefüllt. In recht ähnlicher Weise wird Miso hergestellt. Es gibt die Sorten Mugi-Miso (Soja mit Weizen), Kome-Miso (Soja mit Reis) und Mame-Miso (nur Soja).

Sojasoße enthält rund 7 % Eiweißbestandteile, 2 % Kohlenhydrate, unter

1 % Fett, 1,2 % Alkohol und bei den Exportsorten für Europa 12 % Salz. Der größte japanische Hersteller ist Kikkoman.

In anderen ostasiatischen Ländern, so zum Beispiel in Singapore und Hongkong, wird Sojasoße geringerer Qualität auch im Schnellverfahren in einem Tag hergestellt. Neben den Bohnen benutzt man dazu aus Fisch gewonnene Aminosäuren.

Verwendung: Sojasoße ist eine wertvolle Universalwürze für praktisch alle nicht süßen Speisen, wie Suppen, Soßen, Fisch, Reis, Gemüse, Eintopf, sowie zum Nachwürzen bei Tisch. Besonders Fleischgerichte werden im Geschmack verstärkt. Für eine vereinzelt behauptete leberschädliche Wirkung der Soße konnten selbst aus dem Hauptverbraucherland Japan keine Hinweise beigebracht werden. Lediglich der Meersalzgehalt der Flüssigwürze ist zu beachten und durch geringeres Salzen der Speisen leicht auszugleichen.

Sternanisfrüchte

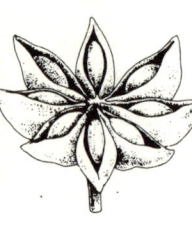

Die Erläuterung des Namens Sternanis sagt uns etwas über Form und Aroma dieses seit über 3000 Jahren in China gebräuchlichen Gewürzes: Die gut markstückgroßen, schönen, rotbraunen Früchte sind sternstrahlenartig wie die Holzspeichen eines alten Rades gegliedert. Jede der meist acht „Speichen" ist eine Teil-Balgfrucht mit einem glänzenden linsenförmigen Samen. Aus der im unzerkleinerten Zustand jahrelang haltbaren Frucht wird beim Vermahlen ein anisähnlich riechendes, leicht brennendscharf schmeckendes ätherisches Öl frei. Wie Anisöl enthält dieses bis zu 90 Prozent Anethol. Die weitgehende Identität der beiden Öle ist insofern überraschend, als beide Pflanzen sowohl äußerlich als auch verwandtschaftlich nichts miteinander gemein haben. Anis ist ein krautiges Doldengewächs, Sternanis gehört zum Umkreis der Magnolien und ist ein birkenähnlicher, bis 10 Meter hoher immergrüner Baum mit lederigen Blättern und gelben oder roten Blüten. Der auch Badian genannte Sternanis (Illicium verum) wächst wild in Südchina und Indochina und bildet dort Wälder.

Verwendung: Sternanis ist, wie zu erwarten, ein wichtiges Gewürz der chinesischen Küche und kommt dort an Entenbraten und Schweinefleisch. Bei uns setzt man das Gewürz beziehungsweise das daraus destillierte Öl Likören, Süßspeisen, Bonbons, Gebäck und Pflaumenmus zu.

Tabascosoße

Tabasco ist ein kleiner Teilstaat im Südosten Mexikos. Nach ihm ist die tomatenrote, extrem scharfe Tabascosoße benannt. Die fast wasserdünne Flüssigkeit besteht hauptsächlich aus mexikanischen Chilies, denen etwas Essig und Salz zugesetzt ist. Bei tropfenweiser Verwendung ist Tabascosoße recht vielseitig zu gebrauchen, vor allem, um Fleischspeisen im Geschmack zu schärfen.

Thymiankraut

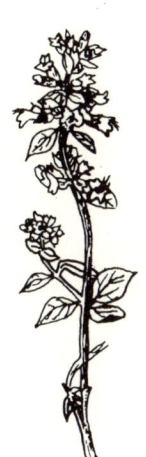

Schon bei den Sumerern und im alten Ägypten war der Thymian in Gebrauch. Bei den Ägyptern unter anderem zum Einbalsamieren, weil sein ätherisches Öl in unterschiedlichen Mengen bakterienhemmendes Thymol und Carvacrol enthält. Auf diesen beiden wichtigsten flüchtigen Bestandteilen gründet sich auch der gute Ruf der Pflanze bei Husten. Die großen Unterschiede in der Zusammensetzung des ätherischen Thymianöles sind auf den Formenreichtum der Gattung Thymus und die verschiedenen Standorte zurückzuführen. Ursprünglich in den Macchien und Felsheiden des westlichen Mittelmeergebietes beheimatet, von wo nach wie vor sehr aromareiche Qualitäten kommen, wird Thymian (Thymus vulgaris und zygis) heute auch in der Sowjetunion, Norwegen und sogar Island angebaut. Zu uns brachten die Benediktiner den trockene, sonnige Standorte liebenden, rötlich blühenden Halbstrauch. In unseren Bauerngärten findet man meist den einigermaßen frostbeständigen mehrjährigen Winter- oder Gartenthymian. Er gedeiht auch als Topfpflanze, ziert den Steingarten und wird einige Jahre alt, verliert allerdings mit der Zeit an Aroma. In Frankreich wird der raschwüchsige Sommerthymian einjährig gezogen. Er ist würziger.

Eine einheimische Thymianart ist der Sand- oder Feldthymian (Thymus serpyllum). Er entwickelt zwar etwas breitere Blättchen, erreicht aber nicht das Aroma der schmalen Blättchen des Gartenthymians. Bereits mit einer Lupe kann man seine zahlreichen Ätherischöl-Behälter als kleine dunkle Punkte erkennen. Viel häufiger als der Feldthymian kommt wild bei uns der ölreiche gemeine Thymian oder Quendel (Thymus pulegioides) vor. Alle genannten Pflanzenarten zeigen zahlreiche Varietäten.

Thymian verbessert die Verdauung schwerer Speisen, dies auch wegen seines leichten Bitterstoffgehaltes. Wertvoll ist sein hoher Mineralstoffanteil: Von allen Gewürzen enthält er am meisten Eisen, nämlich 55 Milligramm auf 100 Gramm Trockenmasse. Ebenso sind Zink (6,4 mg%) und Kalzium (2070 mg%) namhaft vertreten.

Verwendung: Das strenge Thymianaroma ist — sparsam dosiert — vielseitig zu gebrauchen, nämlich zu Geflügel, Wild, Hammel, Hackbraten, Leberknödel, Leberwurst und anderen Wurstsorten, Salaten, Kräuteressig und zum Gurkeneinlegen. In Frankreich ist Thymian Bestandteil der „fines herbes" und des Chartreuselikörs.

Tomatenketchup

Das Wort „Ketchup" klingt typisch amerikanisch, ist aber wahrscheinlich (während der Kolonialzeit) für englischsprechende Zungen aus dem indischen ketjap (= Soße) abgeleitet. Wenn schon nicht das Wort, so kommen doch die Tomate und die daraus bereitete dicke Soße aus Amerika zu uns — und haben hier einen riesigen Erfolg.

Guter Tomatenketchup enthält als Hauptbestandteil etwa 40 Prozent Tomatenmark, dazu Essig, Salz und Zucker. Auch ohne diese Zutaten ist die Tomate selbst ein wichtiger Aromaspender.

Der starke Wettbewerb führte oft zu Einsparungen am Tomatenmark. Billige Ketchupqualitäten enthalten davon nur noch kaum mehr als 10 Prozent, was einen Ausgleich durch zugelassene Verdicker und Gewürze wie Paprika, Piment, Nelken, Muskat und sogar Zimt erforderlich macht. Geringere Bedeutung haben Senf-, Curry- und Zwiebelketchup und ähnliche „Nachempfindungen" des erfolgreichen Vorbildes aus dem Paradies- oder Liebesapfel, wie die Tomate poetisch leicht überhöht auch heißt.

Tripmadamblätter

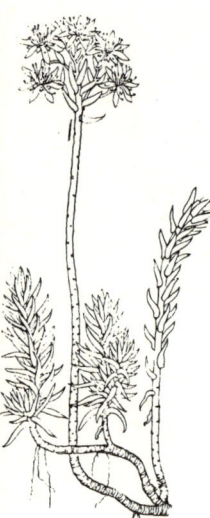

Tripmadam ist — scherzhaft übersetzt — nicht etwa eine reiselustige Engländerin, sondern ein einheimisches Mauerblümchen aus der anspruchslosen Familie der Dickblattgewächse. Die nur handspannenhohe ausdauernde Pflanze mag sandig-trockene Standorte und die Sonne. Sie war früher in den Bauerngärten viel häufiger anzutreffen. Wild findet sie der Spaziergänger zwischen Felsen und Mauern. Das zierliche Gewächs gedeiht deshalb auch gut im Steingarten, macht dort keine Arbeit und sieht mit seinen grünlichgelben Blütensternen hübsch aus.
Die nur frisch verwendbaren fleischigen Blättchen und grünen Triebspitzen enthalten verschiedene organische Säuren, darunter vor allem Isozitronensäure, jedoch keine ätherischen Bestandteile. Tripmadam (Sedum reflexum) ist somit eines der wenigen Küchenkräuter mit ausschließlicher Wirkung auf das Geschmacksorgan Zunge.
Verwendung: Die mit einem kräftigen Löffel etwas gequetschten Blättchen eignen sich — zusammen mit den üblichen geruchgebenden Küchengewürzen — gut zu Salaten, besonders Gurkensalat, Diät- und Rohkost, Kräutersuppen und zum Bestreuen aller anderen Suppen.

Trüffel

Mit Absicht nicht im Kapitel „Pilze", wird die zu den Schlauchpilzen (Ascomyzeten) zählende Trüffel gesondert besprochen, weil sie unter den Speisepilzen die unangefochtene Königin ist. Ihr Reich liegt im Dunkeln: Zehn bis einhundertfünfzig Zentimenter tief in der Erde — auf Eichen-, Buchen-, Ulmen- und anderen Baumwurzeln — wachsen die „Diamanten der haute cuisine", wie der berühmte Feinschmecker Brillat-Savarin formulierte.
Für unsere erdfernen menschlichen Nasen ist ihr zarter Duft nicht wahrnehmbar. Deshalb bedienen sich die Trüffelsucher abgerichteter Hunde, Schweine und (auf Sardinien) Ziegen. Am besten geeignet sind Hunde, weil sie sich aus Trüffeln nichts machen. Schweine dagegen — sie heißen Chercheusen und sollen dem Vernehmen nach ihre spezielle Schnüffelbegabung vererben — fressen Trüffeln selbst gerne. Durch Belohnungen in Form von Maiskörnern und Eßkastanien werden sie davon abgebracht.

Die Trüffel hat eine mehr oder weniger edle große Verwandtschaft. Etwa 140 Arten mit verschiedenfarbigen knolligen Fruchtkörpern von Erbsen- bis Orangengröße und darüber umfaßt der Trüffelclan. Zwei Arten ringen um die Krone der Gourmets, die weiße italienische Piemont- oder Magnatentrüffel (Tuber magnatum) und die schwarze französische Perigord-Trüffel (Tuber melanosporum). Die auch in Süd-und Westdeutschland vorkommende Sommer-(= Deutsche) und die Wintertrüffel (Tuber aestivum und Tuber brumale) sind weniger aromatisch.

„Wenn du Trüffeln ernten willst, mußt du Eicheln säen", so lautet eine französische Bauernregel. „Und Geduld und Glück haben", so möchte man hinzufügen, denn wenigstens zwanzig Jahre vergehen, bis die Eichen vielleicht auch Trüffeln wachsen lassen. Und weil alljährlich im Herbst die Trüffelsuche so zufallsbedingt und mühsam ist, werden für die beiden besten Sorten bis zu einer Mark pro Gramm bezahlt. Kein Wunder, daß sie öfter mit den minderen Verwandten oder gar dem Kartoffelbovist „gestreckt" werden.

Verwendung: Trüffel kommt in teure Würste und Pasteten, besonders Gänseleberpastete, eine französische Spezialität, die erst nach zwei Jahren ihr volles Aroma entfaltet. In dünnen Scheiben wird sie Fleischgerichten beigegeben oder roh auf Salate geschnitten. Konserviert verlieren Trüffeln viel von ihrem schwer beschreiblichen, jedenfalls vorzüglichen und intensiven, trotzdem zarten Aroma, für das sich schon die alten Römer begeisterten.

Vanillefrüchte

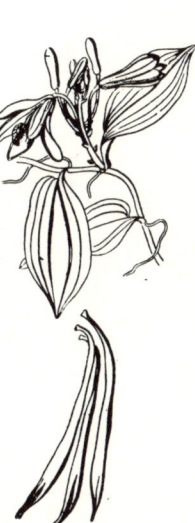

Für die an eine merkwürdige Sage übers Meer kommender weißer Männer glaubenden Azteken und ihren Herrscher Montezuma II. war Hernán Cortés im Jahr 1519 ein Katastrophe, für die spanische Krone war er ein zwar unbequemer, aber erfolgreicher Eroberer (Conquistador), und für die Feinschmecker in aller Welt ein Glück: Der spanische Landedelmann brachte ihnen die duftende Vanille.

Die Indianer nannten sie weder schlicht noch einfach Tlilxochitl, fürwahr ein Zungenbrecher. Flugs übersetzte Francisco Hernández, der Leibarzt von Philipp II., das Wortmonstrum in das vertrautere lateinische siliqua (Schote). Des Leibarztes Mitarbeiter Ximénez schließlich besorgte die zweite Übersetzung ins Spanische, und hier heißt Schote vaina und Schötchen vainilla. Von da bis zur deutschen Vanille ist es nur noch ein sprachlicher Katzensprung, botanisch bleibt das Wort jedoch ein Fehltritt, weil die Vanillefrucht eine aus drei Fruchtblättern gebildete vielsamige Kapsel und eben keine Schote wie bei den Kreuzblütlern ist.

Vielsamigkeit ist ein Familiencharakteristikum der artenreichen (20.000!) Orchideengewächse, zu denen die mexikanische Schlingpflanze Vanilla (Vanilla fragrans = planifolia, Nebenarten: Vanilla pompona und tahitensis) als einzige Gewürzpflanze zählt. Ihre kurzstieligen grüngelben Blüten stehen in Trauben. Nur ein paar Stunden am Vormittag erfreuen sie Auge und Nase. Ihre bleistiftlangen und -dicken Früchte sind dagegen zunächst geruchlos. Der noch in weniger als milliardstel Verdünnung (5×10^{-12} g/1) wahrnehmbare Vanilleduft entsteht erst nach einer umständlichen Behandlung durch den Menschen: Sobald die Früchte gelbe Streifen zeigen, werden sie von Hand abgedreht, in Heißwasser getaucht und einen Tag zum „Schwitzen" in dichten Tonnen warm gelagert. Bereits nach dieser kurzen Zeit sind die Früchte schokoladenbraun. Bei der nachfolgenden Trocknung zunächst an der Sonne und anschließend zwei Monate lang auf Horden im Schatten entsteht dann das bekannte Schwärzlichbraun. Nicht auf die Farbe kommt es freilich an, sondern auf einen enzymatischen Spaltungsprozeß, welcher das Vanillin aus einer Traubenzuckerbindung freisetzt. Bei der Fermentation entstehen aber nicht nur 1,5 bis 3 Prozent

Vanillin, sondern in Spuren noch 35 weitere Duftstoffe, die zum Gesamt-
aroma beitragen und den natürlichen Vanilleduft ein wenig vom künstlichen Vanillin unterscheiden. Trotzdem war im Jahre 1874 die erste chemische Vanillinsynthese aus Nadelholz-Cambialsaft und später aus Eugenol
durch den Holzmindener Chemiker Dr. Haarmann auf Anhieb ein wirt-
schaftlicher Erfolg. Heute werden weltweit jährlich über 5000 Tonnen
Vanillin produziert, rund dreimal mehr als Vanillefrüchte. Aber auch deren
Anbau wurde in den letzten Jahrzehnten ausgedehnt. Längst liefert nicht
mehr die Vanille-Urheimat Mexiko die Hauptmenge, sondern die Insel
Madagaskar, ferner die Seychellen, Comoren und nicht zuletzt Réunion,
die ehemalige Insel Bourbon, nach der die von den genannten Inseln
kommende Ware Bourbonvanille heißt. Auch auf Java wurde die Lianen-
orchidee von den Holländern eingeführt. In all diesen Anbaugebieten und
zum Teil sogar im Heimatland Mexiko, dessen Vanillequalitäten als welt-
beste gelten, wird die Befruchtung der Blüten nicht den Insekten und damit
dem Zufall überlassen (sofern es an den neuen Standorten überhaupt
geeignete langrüsselige Bestäuber gibt), sondern die Übertragung des Pol-
lenpaketes erfolgt manuell mit dünnen Stäbchen. Und damit die Arbeiter
ihre Tagesleistung von 1400 bestäubten Blüten erreichen können, wird die
wild bis zehn Meter emporrankende Kletterorchidee in den Plantagen
oberhalb Mannshöhe abgeschnitten.

Obwohl jede Vanillefrucht Tausende von Samen enthält, wird die Pflanze
durch Stecklinge vermehrt. Die nährstoffreien Minisamen können sich
nämlich nur entwickeln, wenn sie bestimmte Pilze als Ammen finden
(Mycorrhiza).

Verwendung: Vanille und Vanillin (auch das besonders intensiv duftende
Äthylvanillin) eignen sich für alle süßen Speisen, besonders mit Milch und
Milchproduktion zubereitete, für Liköre, eingemachtes Obst, Tee und
sogar Tabak. Hervorragend harmoniert Vanille mit dem Kakaoaroma,
was schon die Azteken wußten. Der Handel bietet das betörende Gewürz
aus Mexiko und seine vorzügliche Nachbildung aus der Retorte oft ge-
mischt mit Zucker an. Bei dieser „Darreichungsform" muß der Verbraucher zwischen Vanillezucker (mit mindestens 5 % Naturvanille) und syn-
thetischem Vanillinzucker unterscheiden.
Ganze Vanillefrüchte werden meist in reagenzglasähnlichen Röhrchen
angeboten. Hier hält sich das Aroma lange Zeit bestens. Nach Gebrauch
einer unzerkleinerten Frucht und sorgfältiger Lufttrocknung kann sie die
Hausfrau darin für die nächste Süßspeise aufbewahren, denn Montezumas
unfreiwilliger Exportschlager ist ungewöhnlich ausgiebig.

Wacholderbeeren

Die Bezeichnung Wacholderb e e r e ist so alt und eingeschliffen, daß sie
— obwohl falsch — als Überschrift dieses Kapitels gewählt werden mußte.
Botanisch richtig muß von Beerenz a p f e n gesprochen werden, weil der
Wacholder als Zypressengewächs ein Nadelholz ist und seine Früchte von
drei scheinbeerenartig verwachsenen fleischigen Schuppenblättern (Reste
eines verkümmerten Zapfens) gebildet werden. Deren nicht ganz vollstän-
dige Verwachsung ist an einem kleinen Dreieck und drei etwas auseinan-
derstehenden Blattspitzchen auf den wachsüberzogenen Früchten leicht zu
erkennen.

Der meist als schlanker, stacheliger, immergrüner Strauch bekannte Wacholder oder Machandel (Juniperus communis) kann auch zum zehn Meter hohen Baum heranwachsen. Die Strauchform ist besonders anspruchslos und widerstandsfähig und auf kargen Böden (Heide) der nördlichen Erdhalbkugel häufig anzutreffen.

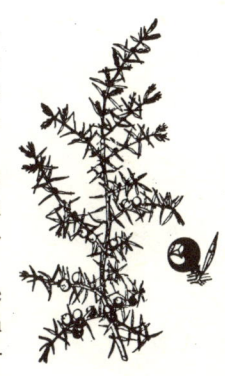

An den weiblichen Exemplaren des bekanntlich zweihäusigen Wacholders hängen stets unreife grüne Früchte neben reifen dunkelblauen. Die reifen sind drei Jahre alt, da ähnlich wie bei der Kiefer bereits zwischen Bestäubung und Befruchtung ein Jahr vergeht.

Der stachelige Strauch ist in Deutschland vollkommen geschützt. Die Sammlung der Beeren für den Eigengebrauch ist jedoch gestattet. Am einfachsten schüttelt man im Herbst die reifen Beerenzapfen unter Verwendung eines derben Handschuhes auf eine Plastikfolie.

Bezüglich Qualität ist es bei den Wacholderbeeren wie bei den Erdbeeren: Die kleineren haben meist das bessere Aroma. Beste Wacholderqualitäten enthalten bis zu 2 % ätherisches Öl. Es besteht hauptsächlich aus Terpenen, wie Pinen und Camphen. Daneben wurde als harntreibende Komponente das Terpineol-4 identifiziert, dem die Beeren die Verwendung als kräftig urinfördernde Droge verdanken (nicht bei Nierenkrankheiten und Schwangerschaft verwenden).

Etwa ein Viertel des Trockengewichtes der Beeren besteht aus gärfähigem Invertzucker, einer natürlichen Mischung aus Trauben- und Fruchtzucker. Nach Vergärung und Destillation erhält man den verdauungsstimulierenden Wacholderschnaps. Viele wacholderhaltige Spirituosen werden heute aber einfacher durch Lösen von ätherischem Wacholderöl in Kornschnaps, teilweise unter Mitverwendung von Wacholdermaische, hergestellt. Bekannte Schnäpse sind Steinhäger, Gin und Genever.

Für die Wacholderbrennereien in unserem Land reicht das heimische Beerenangebot bei weitem nicht aus. Außerdem sind die Löhne vergleichsweise hoch. Deutschland importiert viele Tonnen Wacholder aus dem nördlichen Mittelmeergebiet, besonders gute Qualitäten aus den italienischen Apenninbergen.

Verwendung: Zu Sauerkraut, Fischsud und Wildbeize. Leichte Quetschung der Beeren ist zu empfehlen.

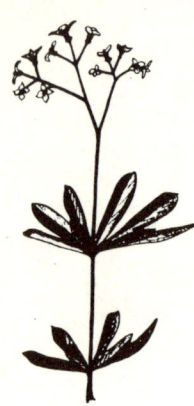

Waldmeisterkraut

Der meist nur Handspannenhöhe erreichende weißblühende Waldmeister (Galium odoratum = Asperula odorata) wächst bei uns wild in lichten Buchenwäldern und im Halbschatten der Waldränder. An seinen vierkantigen glänzenden Stengeln stehen Blätter und gleichgroße Nebenblätter etagenförmig in sogenannten Scheinquirlen. Die Pflanzen werden für Würz- und Heilzwecke vor Blühbeginn geerntet. Frisch sind sie so gut wie geruchfrei, beim Welken wird Cumarin, der Duft trocknenden Heues, durch Enzymwirkung aus einer Zuckerbindung frei. Diese biochemische Reaktion setzt bereits nach 1—2 Minuten ein, wenn Sie zur Probe und Unterscheidung von ähnlich aussehenden Labkräutern ein Pflänzchen zwischen den Händen zerdrücken und in die Hosentasche stecken.

Verwendung: Am bekanntesten ist Waldmeister als Zusatz zur Maibowle, deren Erfindung auf die Benediktiner bis ins frühe Mittelalter, lange vor der Jahrtausendwende, zurückgeht. Außerdem wird das Kraut zur Aromatisierung von Likören und Süßspeisen gebraucht. Gegen den gelegentlichen Genuß weiniger oder weingeistiger Waldmeisterauszüge oder hin und wieder einen Waldmeisternachtisch ist wohl nichts einzuwenden, auch wenn das Cumarin seit einiger Zeit — wie immer mehr chemische, jedoch auch biologische Stoffe — als cocarcinogene Substanz verdächtigt wird. Überängstliche Freunde einer zünftigen Maibowle brauchen auf ihr Wonnemonatsgetränk dennoch nicht zu verzichten, ja sie können jeden beliebigen Monat zum Wonnemonat erklären, indem sie ganzjährig verfügbare cumarinfreie Waldmeisteressenz verwenden.

In chemisch abgewandelter Form wird Cumarin zur Verminderung der Blutgerinnung bei Thrombosegefahr nach Herzinfarkt und Operationen viel verordnet.

Wein

Bei der Hefegärung von Weintrauben entstehen neben Alkohol wichtige geschmackgebende Substanzen. Und zwar:

Das sehr süße Glyzerin. Es verleiht dem Wein, zusammen mit nicht vergorenem Traubenzucker, die besonders bei Spätlesen auffallende Süße.

Organische Säuren: Wein-, Äpfel-, Bernstein- und Milchsäure.

Bukettstoffe: Über 400 Substanzen wurden im Wein mit Hilfe des Gaschromatographen und anderer „Labordetektive" gefunden. Alle tragen mehr oder weniger zum Aroma des Weines bei und bleiben auch beim Kochen teilweise erhalten.

Die ebenfalls in Wein nachweisbaren Farb- (Rotwein), Gerb- und Mineralstoffe können, wie der Alkohol, der in der Kochhitze rasch verfliegt, hier vernachlässigt werden.

Die vielen Weiß- und Rotweinsorten und -herkünfte schenken ein reichhaltiges Repertoire von Würznuancen. Besonders die italienische und die französische Küche wissen diese Möglichkeiten zu nutzen.

Weißwein gibt der Weincreme den Namen und verbessert den Geschmack von Kochfisch, hellen Soßen, Suppen (z.B. Sherry zu Ochsenschwanzsuppe) und Geflügel. Rotwein verfeinert Wildsoßen und andere dunkle Soßen.

Die modernen Analysetechniken machten es möglich, Weinaromen von recht guter Qualität ohne den zeitraubenden und teuren Umweg über die Hefegärung herzustellen. Solche Weinaroma-Konzentrate (Madeira, Sherry, Gewürztraminer etc.) bietet beispielsweise die Firma DRAGOCO in Holzminden an.

Weinrautenblätter

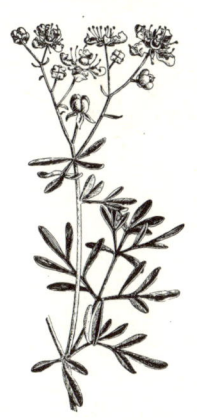

Die Weinraute oder einfach Raute (Ruta graveolens) gab der Familie der Rautengewächse (Rutaceae) den Namen. Sie ist eine nahe Verwandte der Citrusgattung, also der Zitrone, Orange und Mandarine etc., auch wenn der in Südeuropa heimische Halbstrauch recht anders als die Citrusbäume aussieht. Eine der Gemeinsamkeiten ist das Vorkommen von ätherischem Öl. Bei der Raute ist es sogar sichtbar: Die bläulich-grünen Blätter zeigen, gegen die Sonne gehalten, zahlreiche durchscheinende Öldrüsen. Das ätherische Öl besteht überwiegend aus Methyl-n-Nonylketon und riecht unverwechselbar streng-würzig. Der Geschmack ist leicht bitter. Die bei uns Kniehöhe erreichende Pflanze liebt warme Standorte und sieht mit ihren exotisch anmutenden gelben Blüten hübsch aus. Im Winter ist sie für einen Fichtenzweig als Frostschutz dankbar.
Verwendung: Die schon von den Römern benutzte Würzpflanze paßt — sparsam dosiert — zu grünem Salat, Fleischfüllungen, Soßen, Käsespeisen, Wild und Hammelfleisch.
Wegen ihres Rutingehaltes, einem Flavonglycosid, sowie des Ätherischöles und anderer Inhaltsstoffe wird das getrocknete Rautenkraut als mild beruhigende und krampflösende Droge gebraucht. Das bereits 1842 von dem Nürnberger Apotheker Weiss aus der Raute isolierte Rutin heißt auch Vitamin P. In reiner Form wird es medizinisch unter anderem gegen Brüchigkeit der Blutkapillaren eingesetzt.

Wiesenknopfblätter

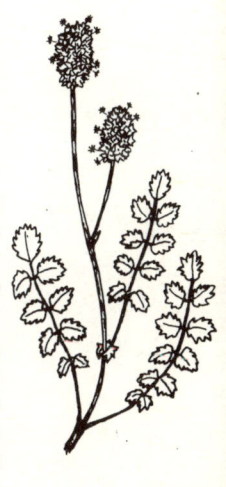

Der Kleine Wiesenknopf (Sanguisorba minor) ist zwar ein Rosengewächs, kann aber vom botanischen Laien nicht als solches erkannt werden. Die Pflanze wird nämlich, wie die Gräser, vom Wind bestäubt und treibt deshalb keinen unnützen insektenlockenden Aufwand durch bunte Blüten. Dennoch sind die oval-kugeligen grünen Blütenstände hübsch anzusehen durch die herausragenden dunkelroten Staubblätter.
Der Kleine Wiesenknopf heißt auch Pimpinelle und Bibernelle, beides irreführende Namen, weil die beiden Doldengewächse Pimpinella saxifraga und Pimpinella major ebenfalls so genannt werden. Die Grundblätter aller drei Pflanzen ähneln sich zwar, jedoch die typischen Formen der Doldenblüten machen die Unterscheidung zum Wiesenknopf leicht. Und auch nur dessen Blätter enthalten ein nach Gurke und Nuß schmeckendes Aroma, weswegen die j u n g e n Blätter zu Kräuterbutter und -essig, Salat, Fischsud und Suppen vorzüglich geeignet sind. Die früher viel gebräuchlichere Würzpflanze ist ausdauernd, anspruchslos und im Gewürzgarten leicht zu halten. Wer gerne mit Frischkräutern kocht, dem sei der Wiesenknopf als Geheimtip empfohlen.

Worcestersoße

Die aus einem indischen Rezept in England weiterentwickelte Worcester(shire)-soße (sprich Wuustersoße) besteht aus ungewöhnlich vielen Ingredienzen: Außer Essig, Salz und Zucker werden Chilies, Knoblauch, Ingwer, Piment, Muskat, Sherry, Senf, Tamarindenmus, Schalotten, Pfeffer, Tomatenmark, Nelken, Anchovis und Soja genannt. Keiner der Hersteller verrät, welchen der vielen Komponenten er in s e i n e r speziellen Würzmixtur den Vorzug gibt. Wie Sojasoße ist auch die Worcestersoße ein monatelang in Fässern gereiftes Mazerat.

Den vielen Bestandteilen entsprechen die ebenso vielseitigen Verwendungsmöglichkeiten der berühmten englischen Soße: Ein Ragout fin schmeckt erst mit einem Spritzer Worcestersoße typisch. Jede Art von Fleisch, Kochfisch, Eiern, Soßen, Salaten und Tomatensaft wird damit verfeinert. Worcestersoße ist beinahe eine Universalwürze. Sie darf in keiner guten Küche fehlen.

Ysopblätter

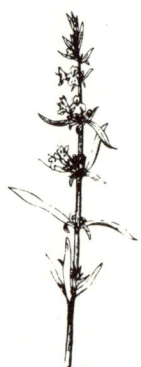

Die Benediktiner haben den aus Kleinasien stammenden Lippenblütler Ysop (Hyssopus officinalis) zu uns nach Mitteleuropa gebracht, wo er aus den Klostergärten „ausriß" und nun auch an sonnig-trockenen Stellen Süddeutschlands verwildert anzutreffen ist.

Die Pflanze ist zwar kein unentbehrliches Küchenkraut, aber mit ihren tiefblauen Blüten eine Zier des Würz- und Steingartens und sollte schon deshalb hier nicht fehlen, zumal sie keiner Pflege bedarf. Die langzettlichen schmalen Blätter des Ysops enthalten zu Blühbeginn (dem Erntezeitpunkt) etwa 0,5 % ätherisches Öl mit dem streng aromatisch riechenden Hauptbestandteil 1-Pinocamphon. Das Flavonglykosid Diosmin bedingt deren mäßig bitteren Geschmack.

Verwendung: Ysop wird zu Likören gebraucht, ebenso zu dicken Suppen, Salaten, Fleischspeisen und Kochfisch.

Die im Schatten getrockneten Blätter eignen sich — ähnlich wie Salbei — als Gurgelmittel und — kalt getrunken — zur Schweißhemmung.

Zimtrinde

Der Zimt ist eines unserer wichtigsten exotischen Gewürze und mit das älteste. Schon vor 4500 Jahren wurde die duftende Rinde von den Chinesen geschätzt.

Die Gattung Zimt, prominentes Geschlecht der Lorbeergewächse, zählt nicht weniger als 270 Arten. Nur vier haben auf dem Gewürzmarkt Bedeutung erlangt: Ceylon-Zimt oder Ceylon-Canehl (Cinnamomum zeylanicum), Chinesischer Zimt oder Cassia-Zimt (Cinnamomum aromaticum = cassia), ferner die beiden in Deutschland kaum bekannten Arten Saigon-Zimt (Cinnamomum loureirii) und Burma- oder Padang-Zimt (Cinnamomum burmanii).

Der in den Urwäldern Ceylons wild wachsende **Ceylon-Zimt** wird sowohl auf dieser großen Insel als auch in Südindien angebaut. In den Plantagen, die man Zimtgärten nennt, wird der in freier Natur bis 20 Meter hohe Zimtbaum zum Strauch degradiert. Seine kopfweidenartigen Ruten liefern die begehrte Rinde. Bis zum fertigen Gewürz bedarf es geschickter und fleißiger Hände: Die Ruten werden zunächst abgeschnitten, dann geringelt, längs geritzt und abgezogen. Am nächsten Tag werden Primärrinde und Korkschicht abgeschabt. Die nur noch 1/2 Millimeter dünne ölreiche innere Rinde rollt sich beim Trocknen beidseitig ein, wird zu mehreren in sogenannten Quills ineinandergeschoben, auf gleiche Länge geschnitten und gebündelt. Stangenzimt wird umso höher bewertet, je dünner die Rinde ist. Auch ihre Farbe ist ein Qualitätskriterium.

Der hauptsächlich aus Südchina kommende **Chinesische Zimt** ist dicker (1—3 mm), weil seine Rinde außen nicht oder nicht vollständig abgeschabt wird. Sie rollt sich nur auf einer Seite ein. Die ätherischen Öle beider Zimtarten sind geschmacklich unterscheidbar, da sie als Hauptbestandteil beide zwar Zimtaldehyd enthalten, der delikatere Ceylonzimt aber zusätzlich Eugenol, welches den brennend-würzigen Geschmack mitprägt.

Verwendung: Ceylon-Zimt wird für Süßspeisen bevorzugt, wie Gebäck, Milchreis, Eis, eingemachtes Obst, Kaugummi, Nachtische, Schokolade, auch Glühwein und Liköre. Der schärfer schmeckende Cassia-Zimt kommt in seiner Heimat und in anderen heißen Ländern vor allem an Currygerichte, Fleisch (Hammel) und Fisch. In Mexiko wird Zimt als Tee getrunken. Auch Kaffee wird dort mit Zimt versetzt.

Zum Angenehmen tritt beim Zimt das Nützliche. Sein Ätherischöl wirkt nämlich bakterienhemmend und beugt in den heißen Zonen der Erde den dort besonders leicht auftretenden Darmerkrankungen vor.

Zitronat

Nicht die allgemein bekannte Zitrone (siehe nächstes Kapitel), sondern die aus Vorderindien kommende Zedratzitrone (Citrus medica) ist der Lieferant des Zitronates. Dieses besteht aus den runzlig-warzigen dicken Schalen der bis 2 kg schweren saftarmen Früchte. Die unreifen grünen Schalen des seit der Antike auch in Griechenland und Sizilien kultivierten niederen Baumes werden kurz in kochendes Wasser gelegt und dann in konzentrierter Zuckerlösung kandiert. Würfelförmig geschnittenes Zitronat wird bevorzugt in der Weihnachtsbäckerei gebraucht, in Christstollen oft zusammen mit **Orangeat**, welches in gleicher Weise aus Bitterorangen(= Pomeranzen)schalen hergestellt wird. (Pomeranze siehe Extra-Kapitel).

Zitrone

„Das Land, wo die Zitronen blühen" ist im Lied zwar Italien (und andere Mittelmeerländer), zuerst blühten sie jedoch in Südostasien und erfreuten mit ihren gelben Früchten bereits 500 vor Christus die Chinesen.

Die Zitrone (Citrus limon) nützt dem Koch in doppelter Hinsicht: Durch ihren zitronensauren, vitamin-C-haltigen Fruchtsaft für Salate, Fisch und Soßen, und die aromatische Schale, die er in Kuchenteig reibt. Vor dem Abreiben müssen die Schalen allerdings sorgfältig gewaschen werden, um Reste von Pflanzenschutzmitteln zu entfernen. Oder man verwendet besser ungespritzte Zitronen, die vorsorglich ebenfalls gut gereinigt werden.

Zitronenmelisse siehe Melisse

Zitronengras

Ähnlich wie aus unseren getrockneten Gräsern Waldmeisteraroma frei-
wird, duften — bereits frisch — eine Anzahl südostasiatischer Gräser der
Gattung Cymbopogon durch ihren Citralgehalt mehr oder weniger typisch
nach Zitrone und Zitronenmelisse. Das sogenannte indische Melissenöl
oder Zitronellöl von Cymbopogon winteranus ist in der jetzt nicht mehr
gültigen sechsten Ausgabe des Deutschen Arzneibuches enthalten und
Bestandteil des Karmelitergeistes.
Zitronengras kommt von der nahe verwandten Art Cymbopogon citratus.
In Indonesien heißt das Gras Sereh. Es wird zu vielen einheimischen
Speisen, so der indonesischen Reistafel, verwendet und auch in der indischen Küche geschätzt. Mit geriebener Zitronenschale können wir in Europa ungefähr den gleichen Geschmackseffekt erreichen.

Zucker und andere Süßungsmittel

Für den Mitteleuropäer bedeutet Zucker ebenso selbstverständlich Rübenzucker wie für den Kubaner Rohrzucker. Beide Süßungsmittel sind nicht
nur gleichwertig, sondern chemisch völlig identisch, nämlich das Disaccha-
rid Saccharose. Durch Salzsäure kann man diese zerlegen in die beiden
Monosaccharide Traubenzucker (= Glukose oder Dextrose) und Fruchtzucker (= Fructose oder Laevulose), beides bekanntlich ebenfalls süß
schmeckende Kohlenhydrate. Fruchtzucker schmeckt deutlich süßer als
gewöhnlicher Rübenzucker, Traubenzucker deutlich weniger süß. Noch
geringere Süßkraft haben Malzzucker und Milchzucker. Unabhängig von
der Intensität des Süßgeschmackes haben alle Kohlenhydrate den gleichen
Nährwert (= physiologischer Brennwert) von 4 Kilokalorien oder 17 Kilojoule pro Gramm. Ähnliche Werte erreicht der Bienenhonig.
Viele Jahrhunderte lang war das klebrige Produkt des Bienenfleißes der
Deutschen einziges Süßungsmittel. Die Chinesen und Inder hatten es da
besser, denn in Südostasien gedeiht die übermannshohe Grasart Zucker-
rohr (Saccharum officinarum). Lange schon vor unserer Zeitrechnung
nutzten die Völker jener Region den süßen Saft der kinderarmdicken
Zuckerrohrstengel. Alexander der Große brachte uns als erster die Kunde
davon. Die Araber legten zur Zeit Karls des Großen in Südeuropa die
ersten Zuckerrohrkulturen an. Aber selbst nachdem die Portugiesen und
Columbus das recht wärmebedürftige Riesengras mit großem Erfolg an
vielen geeigneten Plätzen, so auch auf den westindischen Inseln eingebürgert hatten, blieb Rohrzucker wegen der weiten Wege kostbar. Daran
änderte auch die Entdeckung des Zuckergehaltes der Runkelrübe 1747
durch den Apotheker Marggraf und die Errichtung der ersten deutschen
Zuckerfabrik 1802 durch Achard in Kunern/Niederschlesien nichts, denn
die damaligen Runkelrüben hatten nur knapp 5 % Zuckergehalt (Zucker-
rohr fast 20 %!). Das Endprodukt Rübenzucker konnte zunächst nicht
billiger als die Überseekonkurrenz sein und vor allem den Bedarf nicht
decken. Heute verdient die Zuckerrübe ihren Namen mit Recht, nachdem
ihr Zuckergehalt durch systematische Züchtung auf stolze 18 % hochge-

schraubt werden konnte. Auf Grund dieses Erfolges und der Optimierung der fabrikmäßigen Verarbeitung ist Zucker heute ein billiges Grundnahrungsmittel.

Am sparsamsten im Umgang mit Zucker sind die Rotchinesen: Magere 5 Kilogramm pro Kopf und Jahr brauchen sie. Da hat es der Zahnarzt in Deutschland schon besser, wo 35 Kilo Jahresverbrauch für Patienten sorgen. Noch süßer mögen es die Engländer und unsere Antipoden, die Australier. Die schaffen mehr als das zehnfache Quantum der Chinesen.

Zucker ist ein für den Körper rasch und leicht verfügbarer Energiespender. Seine Abqualifizierung als „leerer Kalorienträger" und Ursache vieler Krankheiten ist uneingeschränkt wohl nicht gerechtfertigt. Genau so gut könnte man das von dem Grundnahrungsstoff Fett behaupten. Die jeweils konsumierte Menge beider entscheidet über Nutzen oder Schaden. Und selbstverständlich die Ausgewogenheit der Nahrung mit Eiweiß, Vitaminen, Mineralstoffen und unverdaulichen Ballaststoffen. Kategorisch abzulehnen sind Süßigkeiten allerdings als „Betthupferl" nach dem abendlichen Zähneputzen.

Fruchtzucker ist die einzige süße Freude, die sich der Diabetiker von all den bisher besprochenen Kohlenhydraten gönnen kann. Allerdings muß er auch hier Maß halten. Mehr noch bei den **Zuckeraustauschstoffen** Sorbit und Xylit, welche bereits ab 20 Gramm pro Tag Durchfall verursachen können. Auch ist wie bei den Zuckern deren gleichhoher Nährwert zu bedenken.

Als Alternative bei Übergewicht bleiben nur die beiden kalorienfreien **Süßstoffe** Saccharin und Cyclamat sowie deren Natriumsalze. Saccharin, 1878 im amerikanischen Baltimore von dem Deutsch-Balten Dr. Fahlberg entdeckt, ist zwar etwa 400 mal süßer als Zucker, schmeckt aber nicht so „rund" süß wie Cyclamat, das nur 40 fache Süßkraft erreicht. Saccharin hat seine Unschädlichkeit in drei Generationen und zwei Weltkriegen sowie in zahlreichen experimentellen Beobachtungen bewiesen. Auch Cyclamat ist nach neueren Untersuchungen in vernünftigen, dem tatsächlichen Tagesbedarf entsprechenden Mengen als unbedenklich einzustufen. Gleiches gilt für Mischungen aus beiden Süßstoffen. Dessen ungeachtet geht die Suche nach neuen Süßstoffen weiter, weil trotz der vielen positiven Befunde immer wieder auch Kritik an den zwei künstlichen Süßungsmitteln laut wird.

Zwiebel

Die an sich schon große Familie der Liliengewächse — bekannte Vertreter sind Tulpe, Maiglöckchen und Spargel — wird durch die Zwiebelgattung mit ihren Hunderten von Kulturformen zusätzlich erweitert. Den vielen verwandtschaftlichen Verästelungen der einzelnen Sorten nachzuspüren, macht sogar „gelernten" Botanikern Mühe. Wir wollen uns deshalb hier nur mit der Sommer- und Winterzwiebel im weitgefaßten Sinne sowie der Schalotte und der Perlzwiebel befassen. (Knoblauch, Lauch und Schnittlauch wurden in separaten Kapiteln abgehandelt).

Am wichtigsten ist die zweijährige Küchen- oder **Sommerzwiebel** (Allium cepa.) Sie stammt aus Mittelasien und wurde dort schon in prähistorischer Zeit verwendet. Über die alten Ägypter und Römer kam die Sommerzwiebel zu uns und mit Kolumbus nach Amerika. Heute ist sie weltweit verbreitet. Bundesdeutsche Anbaugebiete liegen in Unterfranken und in der Pfalz.

Die Sommerzwiebel ist relativ frostempfindlich, was bei der Lagerung bedacht werden muß.

Frosthart ist dagegen die aus Südsibirien stammende **Winterzwiebel** (Allium fistulosum), deren Zwiebeln walzenförmig länglich sind und mild schmecken. Sie übersteht den Winter im Garten und ist vitaminreich im Frühjahr zur Hand.

Die **Schalotte** oder der Eschlauch (Allium ascalonicum) besteht aus einer Haupt-und mehreren Tochterzwiebeln. Sie sind von einer gemeinsamen rotbraunen Schale umhüllt. Die Schalotte reift früh. Ihr Aroma ist pikant.

Für Mixed Pickles wird die silbrig-weiße echte **Perlzwiebel** (Allium ampeloprasum) bevorzugt. Auch sie ist eine zusammengesetzte Zwiebel. Ihre Tochterzwiebeln werden nur haselnußgroß.

Alle Zwiebelsorten enthalten Zucker, Vitamin C und schwefelhaltige sowie teilweise tränenreizende flüchtige Substanzen; die kleineren Zuchtsorten reizen meist stärker. Die mild schmeckenden großen sind für Zwiebelgemüse und -suppen geeignet.

Auffallend sind die verschiedenen Geschmacksqualitäten roher, gedünsteter, glasierter, goldbraun und dunkel gerösteter Zwiebeln. Frisch geschnitten und einige Zeit der Luft ausgesetzt, verlieren sie rasch an Wohlgeschmack.

Auch die runden hohlen Zwiebelblätter sind als Würze gut geeignet, beispielsweise in Salattunke. Nur die Blütentriebe sind außer zur Samengewinnung zu nichts nütze. Deshalb werden die aufschießenden Blütenstengel im Hausgarten möglichst bald umgeknickt, was außerdem den unterirdischen Teilen zugutekommt.

Ganz gleich, wie dieses meistgebrauchte Küchenkraut verwendet wird: Gesund ist es allemal. So gesund, daß Mutters Zwiebelsuppe schon so manche entgleiste Verdauung wieder in Ordnung brachte. Rohe Zwiebelscheiben haben noch eine weitere, äußerliche Heilanzeige: Auf frische Insektenstiche gebunden, mindern sie Schmerz und Schwellung.

Gewichtsabnahme —
durch Gewürze angenehmer

Seit 1978 hat die Kalorie als Maß des Nährwertes zugunsten der Joule-Einheit zwar offiziell abgedankt, dennoch ist sie aus Gewohnheit weiterhin in aller Munde. Und dies — wörtlich genommen — oft im Übermaß. Schuld daran sind zwei sich negativ verstärkende Umstände:
Zum einen arbeiten wir körperlich nicht mehr so hart wie unsere Vorfahren und brauchen daher nicht so viele Kalorien, zum anderen ist unsere moderne Nahrung recht arm an unverdaulichen Ballaststoffen und mithin zu gehaltreich. Was unser Körper nicht für den „laufenden Betrieb" braucht, geht in die Reserve, und die heißt Fett. Das höchst ungesunde, lebensverkürzende Resultat ist von der Personenwaage abzulesen.
Übergewicht ist eine ganz wichtige „Heilanzeige" für Gewürze, kann man doch mit ihnen kalorienreduzierte Kost schmackhafter machen. Und gerade fettarme Reduktionskost schmeckt oft nicht so „rund" wie gewohnt. Man sollte freilich von vornherein wissen, welche Speisen und Getränke arm oder reich an Kalorien sind. Aus diesem Grund sollten Sie beim Kochen die nachstehende Kalorientabelle in Griffweite haben. Für eilige Leser vorab ein paar besonders eindrucksvolle Gegenüberstellungen:
100 Gramm enthalten durchschnittlich von

Kabeljau	78 Kalorien bzw.	327 Joule
Hering	243	1017
Huhn, gekocht	138	578
Schweinekotelett	350	1465
Blumenkohl	27	113
weiße Bohnen	338	1415
Magerquark	86	360
Fettquark	198	829

1 Kalorie entspricht aufgerundet 4,2 Joule. (Physikalisch korrekt bedeuten die obigen und folgenden Zahlen K i l o kalorien und K i l o joule).

Die Erfahrung lehrt, wie schwer man ein Zuviel an Kalorien wieder loswird. So muß ein Erwachsener 7 Kilometer weit zügig wandern, um den Nährwert einer mittleren Portion Pommes frites zu verbrauchen.
Wieviel Sie täglich essen dürfen, ergibt sich nicht zuletzt aus Ihrem Beruf. Hausfrauen und Büroangestellte kommen mit 2300 Kalorien am Tag aus, für Fabrikarbeiter und Verkäufer reichen 2700, Bauarbeiter brauchen etwa 3800 und lediglich Bergleute über 4000 Kalorien. Alle diese Zahlen sind nur grobe Richtwerte für einen durchschnittlich großen und schweren Erwachsenen.

Kalorien-Tabelle (Zahlen bezogen auf je 100 g Nahrungsmittel)

Brot, andere Mehlerzeugnisse, Getreide	Kalorien
Brötchen	269
Haferflocken	387
Knäckebrot	349
Reis	362
Roggenbrot (Schwarzbrot)	227
Roggenmehl	336
Spaghetti	369
Weißbrot	253
Weizenmehl	263

Fette, Öle	
Butter, Mayonnaise	716
Kokosfett	878
Margarine	698
Schweinefett	901
Speiseöle, alle	ca. 880

Fisch, Fleisch	
Aal	285
Forelle	101
Hering	243
Kabeljau	78
Karpfen	145
Makrele	191
Rotbarsch	108
Sardinen, ohne Öl	214
Schellfisch	79
Thunfisch	290
Ente, Gans	ca. 330
Hase	103
Huhn	138
Kalb	190
Leber	140
Rindfleisch	200
Rindszunge	207
Schweinekamm u. Kotelett	350
Schweineschinken	345
Schweinespeck, durchwachsen	625

Früchte, Fruchtsäfte	
Äpfel	58
Apfelsaft	47
Bananen	85
Birnen	61
Erdbeeren	37
Grapefruit, Stachelbeeren	39
Himbeeren, Johannisbeeren, Kirschen ca.	57
Mandarinen, Orangen, Pfirsiche	46
Oliven	116
Pflaumen, Zwetschgen	50
Rosinen	289
Trauben, Traubensaft	67

Gemüse, Salate	Kalorien
Blumenkohl, Blaukraut, Kohlrabi	27
Bohnen, grüne, Wirsing	32
Bohnen, weiße, Linsen	338
Endivien, Spargel	20
Erbsen, grüne	84
Gurken, Kopfsalat	13
Kartoffeln	76
Kartoffelchips	568
Möhren, Sellerieknollen	40
Rosenkohl	47
Rote Rüben	43
Sauerkraut	18
Schwarzwurzel	77
Spinat	26
Tomaten	22

Getränke	
Bier, $1/2$ Literflasche	210
Branntweine	ca. 260
Cola	39
Kaffee, ungezuckert, Tasse	8
Limonade	46
Mineralwasser	0
Schwarztee, ungezuckert, Tasse	3
Wein	ca. 90
Whisky	245

Milch, Käse, Eier	
Buttermilch	35
Kondensmilch, gesüßt	321
Kuhmilch	64
Sahne	288
Camembert, Schmelzkäse	288
Emmentaler	398
Joghurt	71
Quark, fett	198
Quark, mager	86
Roquefort	378
Hühnerei, 1 Stück, mittelgroß	77

Nüsse	
Erdnüsse	582
Haselnüsse	627
Mandeln	598
Walnüsse	651

Süßigkeiten, Zucker	
Honig	304
Marmelade	272
Schokolade	ca. 525
Zucker, Traubenzucker	385

Wurstwaren	
Blutwurst	215
Dosenwürstchen	232
Frankfurter	256
Leberwurst	380
Mettwurst	450
Salami	524
Weißwurst	241

Zu welcher Speise welches Gewürz?

Das Gewürzalphabet von Seite 5 bis 72 führt den Leser vom jeweils beschriebenen Gewürz zu den hierfür in Frage kommenden Speisen.

Für die Koch p r a x i s nützlicher sind jedoch Antworten auf die umgekehrte Fragestellung, nämlich welche Speise mit welchen Gewürzen aromatisiert werden kann.

Die nachstehende Aufstellung versucht, diesem Bedürfnis zu entsprechen. Durch Zahlenangaben in Klammern ist der Bezug zum Gewürzalphabet und damit die Möglichkeit der näheren Information — etwa über Gewürzintensität, Gewürzmenge, Zerkleinerung, Würzzeitpunkt, Trocken-/Frischgewürz, Kombinationsmöglichkeiten etc. — gegeben.

Nicht genannt sind Gewürze mit allgemein bekannter Anwendung, wie Salz, Zucker, Senf, Essig, Schnittlauch, Petersilie, Zwiebel und Pfeffer. Ebenso fehlen Maggi, Fondor, Aromat, Brühwürfel und andere fertige Gewürzmischungen des Handels. Trotz dieser Einschränkungen wird die Auflistung der geschmacklichen Abwechslung auf dem Speisezettel zugute kommen und nicht nur die Freude am Essen, sondern bereits den Spaß beim Kochen fördern.

Aal, Aalsuppe: Beifuß (7), Dill (13), Salbei (52)

Blaukraut: siehe Rotkraut

Bohnengerichte: Basilikum (6), Bohnenkraut (10), Estragon (15), Dill (13), Kümmel (32), Liebstöckel (33), Majoran (35), Muskatnuß (39), Paprika (42), Tabascosoße (60), Ysop (68), Thymian (61)

Braten: Dill (13), Fines herbes (16), Herbes de Provence (16), Nelken (21), Ingwer (23), Kümmel (32), Lorbeerblätter (34); siehe auch Fleischgerichte

Bratensoßen: siehe Soßen

Eierspeisen: Basilikum (6), Bibernelle (67), Cayennepfeffer (11), Curcuma (12), Curry (10), Dill (13), French dressing (18), Gartenkresse (19), Kapern (28), Majoran (35), Oliven (40), Senf (57), Worcestersoße (68)

Eintopfgerichte: Basilikum (6), Beifuß (7), Borretsch (11), Kerbel (29), Knoblauch (29), Kümmel (32), Liebstöckel (33), Majoran (35), Muskatnuß (39), Paprika (42), Pastinak (44), Sojasoße (59)

Entenbraten: siehe Geflügel

Fisch: Anis (5), Cayennepfeffer (11), Curry (10), Galgant (18), Glutamat (21), Ingwer (23), Kapern (28), Knoblauch (29), Meerrettich (37), Paprika (42), Piment (48), Safran (51), Senfsamen (57), Sojasoße (59), Süßmandel (9), Wein (66), Worcestersoße (68), Zitrone (69)

Fischsud: Basilikum (6), Bohnenkraut (10), Dill (13), Estragon (15), Fenchel (16), Fischgewürz (17), Ingwer (23), Nelken (21), Koriander (30), Lorbeerblätter (34), Oregano (41), Piment (48), Porree (49), Rosmarin (50), Senfsamen (57), Wacholderbeeren (64), Wiesenknopf (67), Ysop (68), Cassia-Zimt (68)

Fleischbrühe: Curry (10), Liebstöckel (33), Muskatnuß (39), Porree (49); siehe auch Suppen

Fleischgerichte: Bohnenkraut (10), Cayennepfeffer (11), Eberraute (14), Estragon (15), Glutamat (21), Ingwer (23), Knoblauch (29), Kreuzkümmel (31), Kümmel (32), Mango-Chutney (36), Meerettich (37), Muskatnuß (39), Oregano (41), Paprika (42), Piment (48), Salbei (52), Sojasoße (59), Tabascosoße (60), Trüffel (62), Weinraute (67), Worcestersoße (68), Ysop (68); siehe auch Braten, Hammel- und Schweinebraten, Wild, Gulasch und Hackbraten

Gänsebraten: siehe Geflügel

Gebäck: Anis (5), Fenchel (16), Ingwer (23), Kardamom (28), Mohn (39), Muskatnuß (39), Piment (48), Orangenblütenwasser (48), Sesam (58), Sternanis (60), Ceylon-Zimt (68); siehe auch Weihnachtsgebäck

Geflügel: Basilikum (6), Beifuß (Gans, 7), Süßmandel (9), Cayennepfeffer (11), Curcuma (12), Estragon (15), Glutamat (21), Knoblauch (29), Muskatnuß (39), Oregano (41), Paprika (42), Rosmarin (50), Salbei (52), Sternanis (60), Tabascosoße (60), Thymian (61), Wacholderbeeren (64)

Gemüse: Basilikum (6), Bohnenkraut (10), Kapern (28), Liebstöckel (33), Muskatnuß (39), Sojasoße (59)

Grillfleisch: Barbecuesoße (6), Cayennepfeffer (11), Rosmarin (50), Senf (58), Tabascosoße (60)

Gurken, eingelegte: Basilikum (6), Bohnenkraut (10), Borretsch (11), Dill (13), Estragon (15), Lorbeerblätter (34), Thymian (61)

Gulasch: Cayennepfeffer (11), Knoblauch (29), Majoran (35), Oregano (41), Paprika (42)

Hackbraten: Basilikum (6), Borretsch (11), Cayennepfeffer (11), Ingwer (23), Fines herbes (16), Majoran (35), Muskatnuß (39), Oregano (41), Porree (49), Thymian (61)

Hähnchen: siehe Geflügel

Hammelbraten: Beifuß (7), Bohnenkraut (10), Dill (13), Estragon (15), Galgant (18), Ingwer (24), Knoblauch (29), Kümmel (32), Pfefferminze (46), Majoran (35), Piment (48), Rosmarin (50), Salbei (52), Thymian (61), Weinraute (67), Cassia-Zimt (68)

Innereien: Ingwer (24), Majoran (35), Salbei (52), Thymian (61), Worcestersoße (68)

Joghurt: Basilikum (6), Borretsch (11), Dill (13), Kerbel (29), Sauerampfer (55)

Kompott: Ingwer (24), Nelken (21), Vanille (63), Zimt (68), Zitronenschale (69)

Kräuteressig: Basilikum (6), Dill (13), Estragon (15), Wiesenknopf (67)

Kuchen: Ingwer (24), Kakao (26), Macis (34), Mohn (39), Muskatnuß (39), Piment (48), Zitronenschale (69)

Lamm: siehe Hammelbraten

Leber: siehe Innereien

Lebkuchen: Mandeln (9), Honig (22), Kakao (26), Kardamom (28), Koriander (31), Kubeben (32), Piment (48), weitere Gewürze siehe bei Nürnberger Lebkuchen

Likör: Bittermandel (9), Nelken (21), Kalmus (27), Kümmel (32), Macis (34), Melisse (38), Sternanis (60), Vanille (63), Waldmeister (66), Ysop (68), Ceylon-Zimt (68)

Muscheln: siehe Schalentiere

Omeletts: siehe Eierspeisen

Pizza: Basilikum (6), Oregano (41), Paprika (42), Rosmarin (50), Thymian (61)

Quark: Basilium (6), Bibernelle (67), Borretsch (11), Dill (13), Gartenkresse u. Brunnenkresse (19), Kerbel (29), Kümmel (32), Melisse (38), Oregano (41), Paprika (42), Portulak (49), Sauerampfer (55), Sauerklee (55), Tripmadam (62)

Reis: Curry (13), Galgant (18), Ingwer (23), Kardamom (28), Safran (51), Sambal (55), Sojasoße (59), Ceylon-Zimt (68)

Rohkost: Basilikum (6), Eberraute (14), French dressing (18), Gartenkresse (19), Kerbel (29), Pfefferminze (46), Portulak (49), Tripmadam (62)

Roastbeef: Meerrettich (37)

Rote-Rüben-Salat: Anis (5), Kümmel (32), Fenchel (16), Koriander (31), Lorbeerblätter (34), Nelken (21), Piment (48), Senfkörner (58), Wacholderbeeren (64)

Rotkraut: Anis (5), Fenchel (16), Lorbeerblätter (34), Nelken (21)

Salate: Basilikum (6), Bohnenkraut (10), Borretsch (11), Dill (13), Eberraute (14), Estragon (15), French dressing (18), Italian dressing (18), Kerbel (29), Knoblauch (29), Kümmel (Krautsalat 32), Melisse (38), Oregano (41), Sommerlauch (49), Portulak (49), Sauerampfer (55), Senf (58), Thymian (61), Tripmadam (62), Weinraute (67), Wiesenknopf (67), Worcestersoße (68), Ysop (68), Zitrone (69)

Sauerkonserven: siehe Gurken

Sauerkraut: Kümmel (32), Lorbeerblatt (34), Piment (48), Wacholderbeeren (64)
Schalentiere: Basilikum (6), Cayennepfeffer (11), French dressing (18), Gartenkresse (19), Knoblauch (29), Porree (49), Safran (51), Tabascosoße (60)
Schweinebraten: Beifuß (7), Cayennepfeffer (11), Curry (12), Ingwer (24), Knoblauch (29), Kümmel (32), Majoran (35), Oregano (41), Paprika (42), Porree (49), Rosmarin (50), Sternanis (60); siehe auch Fleischgerichte
Soßen: Basilikum (6), Bohnenkraut (10), Cayennepfeffer (11), Curry (12), Eberraute (14), Estragon (15), Fines herbes (16), Glutamat (21), Herbes de Provence (16), Fleischextrakt (17), Gartenkresse (19), Kerbel (29), Knoblauch (29), Kümmel (32), Liebstöckel (33), Lorbeerblätter (34), Macis (34), Melisse (38), Muskatnuß (39), Steinpilz (47), Shi-take (47), Paprika (42), Piment (48), Portulak (49), Sauerampfer (55), Senf (58), Sojasoße (59), Wein (66), Weinraute (67), Worcestersoße (68), Zitrone (69)
Steaks: Gartenkresse; siehe auch Grillfleisch
Süßspeisen: Anis (5), Ingwer (24), Kardamom (28), Macis (34), Mint-sauce (47), Sternanis (60), Vanille (63), Vanillinzucker (64), Waldmeister (66), Ceylon-Zimt (68), Zitronenschale (69)
Suppen: Basilikum (6), Bohnenkraut (10), Borretsch (11), Curry (12), Estragon (15), Fenchel (Gemüsesuppe, 16), Fleischextrakt (17), Glutamat (21), Kerbel (29) Knoblauch (29), Liebstöckel (Kartoffelsuppe, 33), Macis (34), Majoran (35), Muskatnuß (39), Oregano (41), Steinpilz (47), Piment (48), Portulak (49), Sauerampfer (55), Sellerie (56), Sojasoße (59), Thymian (61), Tripmadam (62), Wein (66), Wiesenknopf (67), Ysop (68)
Torten: Kaffee (25), Kakao (26), Vanille (63), Zimt (68); siehe auch Gebäck und Weihnachtsgebäck
Weihnachtsgebäck: Anis (5), Koriander (31), Macis (34), Muskatnuß (39), Nelken (21), Orangeat (48), Zitronat (69), Vanillezucker (63), Zimt (68); siehe auch Gebäck und Lebkuchen
Wild: Cumberlandsoße (12), Estragon (15), Fines herbes (16), Herbes de Provence (16), Nelken (21), Koriander (31), Lorbeerblätter (34), Oregano (41), Piment (48), Rosmarin (50), Salbei (52), Thymian (61), Wacholderbeeren (64), Rotwein (66), Weinraute (67)

Stichwortverzeichnis